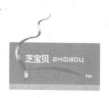

芝宝贝 zhibabu

™

U0278329

孕产·新生儿护理
全程必读

徐 文 编著

中国人口出版社

图书在版编目（CIP）数据

　　孕产·新生儿护理全程必读/徐文编著. —北京：中国人口出版社，2012.6

　　ISBN 978-7-5101-1245-4

　　Ⅰ.①孕… Ⅱ.①徐… Ⅲ.①孕妇—妇幼保健—基本知识②产妇—妇幼保健—基本知识③新生儿—保健—基本知识 Ⅳ.①R715.3②R174

中国版本图书馆CIP数据核字（2012）第096015号

孕产·新生儿护理全程必读

徐文 编著

出版发行	中国人口出版社	
印　　刷	北京九天志诚印刷有限公司	
开　　本	710毫米×960毫米　1/16	
印　　张	14	
字　　数	150千字	
版　　次	2012年7月第1版	
印　　次	2012年7月第1次印刷	
书　　号	ISBN 978-7-5101-1245-4	
定　　价	24.80元	

社　　长	陶庆军	
网　　址	www.rkcbs.net	
电子信箱	rkcbs@126.com	
电　　话	(010)83534662	
传　　真	(010)83519401	
地　　址	北京市宣武区广安门南街80号中加大厦	
邮　　编	100054	

前言

　　孕育一个聪明、健康、活泼可爱的宝宝是每一个女性都期待、渴盼的幸福，是女性一生中最值得骄傲、最动人的经历。怎样才能成功怀上宝宝？怎样才能平安顺利地度过孕产期？怎样才能照顾好新生儿？这些都是准备怀孕、将为人母以及初为人母的女性迫切想知道的。为了帮助大家解答这些问题，我们邀请了优生优育方面的专家编著了这本书。

　　本书从孕前准备开始，从孕前检查、遗传与优生、最佳怀孕时间、孕前保健等方面，告诉你如何选择最佳的怀孕时机、最好的受孕时间、孕前身体检查和营养准备以及高龄女性的优生优育等生育健康问题，帮你成功怀上健康的宝宝。

　　本书还从孕妇的身体变化、营养饮食、护理要点和疾病防治以及产检内容等方面详细讲述了在整个怀孕期间你和宝宝身上发生的各种变化以及你们可能遇到的问题。帮助你戒除孕期不健康的饮食习惯，养成合理的饮食习惯，给你和宝宝提供全面健康的营养，令你能够科学应对孕期的各种不适症状，预防或治疗各种妊娠并发症，为宝宝提供一个舒适而又健康的母体生活环境，也为你产后身体恢复奠定坚实基础。

　　本书还系统地讲解胎教知识，从胎教的概念、作用到胎教的种类还有实施方法都进行了深入的讲解。教你通过多种方式促进胎儿健康发育，让你的宝宝赢在人生的起跑线上。同时，让你能更好地与宝宝沟通交流，帮你尽早与宝宝形成良好的亲子关系，为宝宝出生后的早期教育奠定良好的基础。

　　本书还系统地讲述了分娩和产褥期恢复方面的知识，包括分娩准备、分娩过程、自然分娩的必备条件、剖宫产的注意事项以及产褥期的营养、锻炼和保健方法，帮助你消除分娩带来的紧张、焦虑等情绪以及各种困惑，让你轻松分娩，快乐坐月子。

每一位新妈妈都想给予自己的宝宝最好的照顾。新生儿护理是所有新妈妈都非常关注的问题。本书从新生儿的生理特征、喂养和护理常识、新生儿常见疾病与预防以及新生儿早期教育和训练等方面详细讲述了新生儿护理方面的知识，教你如何从新手妈妈变成育儿达人。

当然，我们也没有忽视爸爸，从孕前检查和如何做好营养保健的知识，到孕期护理准妈妈的知识和孕期性生活常识，到分娩中陪产的任务和方法，再到产后照顾新妈妈和宝宝这两个世界上你最爱的人的方法，我们都提出了许多切实可行的方案。

本书是权威专家多年经验和智慧的凝结，相信只要你按照专家指导去做，就一定能会有理想的收获。

目录

contents

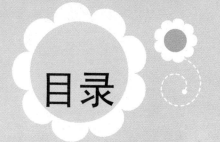

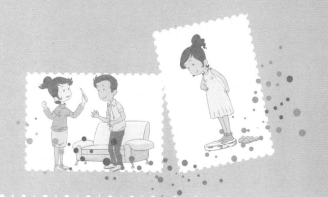

第二章
孕早期

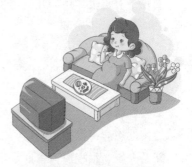

第三章
孕中期

第四章

孕晚期

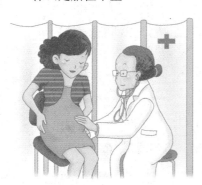

第五章

胎　教

第六章

分　娩

第七章
产褥期恢复

第八章

新生儿护理

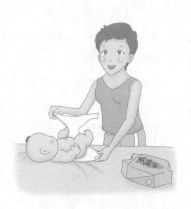

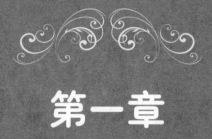

第一章
孕前准备

怀孕，你准备好了吗

　　生一个聪明健康的宝宝，相信是每一对准备怀孕的夫妻共同的心声。但是，怀孕，你真的准备好了吗？在孕前3～6个月，准爸爸、准妈妈就要去医院进行相关的遗传咨询和孕前检查。准爸爸、准妈妈要注意孕前的营养和保健。要提前3个月开始服用叶酸和多种维生素，尽量保证营养均衡，准妈妈还要接种相关疫苗。当然，戒烟戒酒更是必不可少。你们要合理掌握怀孕的最佳时间，尤其高龄女性需要注意更多的相关问题。还有许多相关事宜，我们将在本章详细讲解。

安心小叮咛

　　遗传咨询——新婚夫妇要进行遗传咨询，从而避免生出有遗传性疾病的宝宝。

　　孕前检查——准爸爸、准妈妈要在孕前3～6个月去医院进行孕前检查，一旦检查出问题要及时进行治疗。要等康复以后再怀孕。

　　补充叶酸——叶酸可以在怀孕早期起到预防胎儿神经管畸形的作用，因此应当大量食用富含叶酸的水果、豆类、绿色蔬菜和粗粮。

　　注意用药安全——怀孕前3个月开始要注意用药安全，如果遇到必须用药的情况可以向医生咨询。

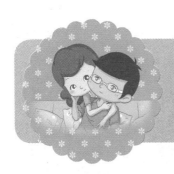

孕前检查

孕前检查的最佳时间

一般情况下，医生会建议夫妻两人孕前3～6个月就开始做检查。这样做，在补充营养、叶酸以及接种疫苗方面都可留有充裕的时间。此外，一旦检查出其他问题，还可以有时间进行干预治疗。

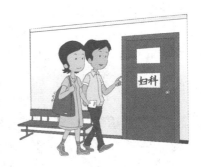

孕前检查的具体内容

准备怀孕的夫妻要意识到孕前的咨询和检查是优生优育的关键。特别在自愿进行婚检的今天，孕前检查能发现一些夫妻双方还不清楚，但有可能已经存在的对怀孕不利的问题。有些检查如在孕前没有做，在孕早期也可以补做（见表1-1）。

表1-1 孕前检查项目

孕前检查项目	检查具体内容
生殖系统检查	主要目的是了解有无生殖道炎症、肿瘤、畸形等。应做宫颈抹片检查以排除宫颈病变的可能性。另外，女性需要通过白带检查有无滴虫、霉菌、支原体、衣原体感染、阴道炎症以及淋病等性传播性疾病。做阴道检查时，多数女性不会有什么感觉，检查时只要放松就不会觉得太难受。如无特殊情况，对梅毒、艾滋病、乙型肝炎、丙型肝炎等一般在孕早期通过血液进行检测

孕前检查项目	检查具体内容
围产期感染检查	主要包括风疹、弓形虫、巨细胞病毒、单纯疱疹病毒4项。做静脉抽血即可查出，最好孕前3个月就进行检查
肝、肾功能检查	肝功能检查除了肝功能全套外，还包括血糖、胆汁酸等项目；肾功能的检查包括尿素氮、肌酐、尿酸等，是通过静脉抽血来检查的，需要孕前3个月就检查完毕
血、尿常规检查	血常规是为了初步了解血液方面情况，包括红细胞计数、血红蛋白及白细胞计数、分类及血小板计数；尿常规主要检测尿糖、蛋白及红、白细胞管型等，也需要怀孕前3个月做检查。注意尿检需留取清洁的中段尿
口腔检查	如果孕期牙痛，考虑到治疗用药对胎儿的影响，治疗很棘手，受苦的是准妈妈和胎儿，所以口腔检查是十分必要的。如果牙齿没有其他问题，只需注意牙齿清洁就可以了；如果牙齿损坏严重，就必须拔牙。最好在孕前6个月进行检查
妇科内分泌检查	主要是采用静脉抽血的方式。对月经不调、不孕的妇女进行包括卵泡促激素、黄体生成雌激素、孕激素等6个项目的检查。一般3天可出结果
ABO溶血检查	采用静脉抽血的方式对丈夫血型为A型、B型或AB型，而妻子血型为O型或者有不明原因流产史的妇女进行包括血型和抗体滴度的检查，预防新生儿溶血症
Rh血型不合检查	采用静脉抽血的方式检查，如果妻子Rh因子为阴性，丈夫为Rh阳性，就需要预防妈妈和胎儿Rh血型不合的情况。因为在这种情况下，胎儿的血型有Rh阳性的可能，Rh血型不合往往可导致严重后果，如胎死宫内、新生儿溶血症等
染色体异常检查	采用静脉抽血的方式对有遗传病家族史的育龄夫妻做遗传性疾病检查

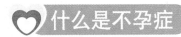 **什么是不孕症**

凡处在生育年龄的，配偶生殖功能正常，婚后一直同居且性生活正常，没有采取避孕措施，经过两年仍没有怀孕者，称为原发性不孕症。若曾有过孕育，又同居两年以上，未避孕而不再怀孕者，称为继发性不孕症。引起女性不孕的原因很多（见表1-2）。

表1-2 引起女性不孕的原因

导致不孕因素	具体解释
阴道	膜闭锁、阴道闭锁或缺如、阴道中隔、阴道肿瘤等都可引起性交障碍而导致不孕
宫颈	子宫颈狭窄、炎症、肿瘤、外伤、粘连等，均可影响精子通过；宫颈若有糜烂，其分泌物也有杀伤精子的作用；若宫颈黏液分泌异常，或存在抗精子抗体，则不利于精子穿透宫颈管。以上因素均可影响受孕
子宫	子宫因素引起的不孕症发病率比较高。主要是子宫发育不良、子宫内膜炎症、子宫肌瘤等；其次则是子宫畸形、粘连性子宫后倾、宫腔粘连等。存在以上因素可导致受精卵不能着床
输卵管	输卵管因素造成的不孕，以输卵管炎症引起的管腔堵塞最多。输卵管过长或狭窄等因素也影响精子、卵子或受精卵的运行
卵巢	卵巢内滤泡发育不良，不能排卵形成黄体，卵巢早衰、多囊卵巢、卵巢肿瘤及子宫内膜异位症等，均严重影响卵泡发育及卵子排出或受精卵着床
内分泌	下丘脑—垂体—卵巢轴系的器质性或功能性异常，引起月经不调，导致闭经，无排卵月经或黄体功能失调造成不孕；因卵子未能正常发育，或卵巢未能排卵，或未能使子宫内膜有足够的分泌期改变，以致影响受精卵的着床而造成不孕。另外，甲状腺与肾上腺皮质功能的亢进或低下都能影响卵巢功能而阻碍排卵
免疫	免疫因素可以造成不孕是近些年才提出来的。因为患者的血液或体液中存在抗精子抗体，这种抗体是精子的敌对物质，一旦女方摄纳精液后，就立即将精子杀灭，从而导致不孕

除去以上这些因素可以导致不孕外，代谢性疾病、慢性消耗性疾病、营养不良等全身性因素；情绪不良、植物神经功能失调等神经精神性因素也可造成不孕。不孕症检查主要用以观察输卵管形态、周围有无粘连，伞端是否闭锁；观察卵巢形态、有无粘连、有无排卵征象；子宫内膜活检、各种激素的测定、腹腔镜检查等。

♥ 哪些女性不适合怀孕

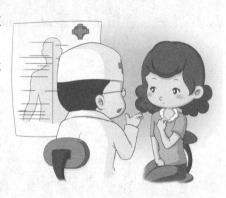

女性怀孕后，除生殖器官有明显改变外，其他器官的代谢活动也大大增强，以适应怀孕期间胎儿生长发育的需要。怀孕也会影响母体疾病的痊愈，甚至加重病情。如果母体患有某些比较严重的全身性疾病，就会影响胎儿的生长发育，还会造成流产、早产或胎儿畸形。所以，凡患有下列疾病者都不宜怀孕。

✳ 贫血

这是一种女性常见病。平时有晕眩及站起来时出现头晕、头痛等症状。严重贫血不仅对准妈妈本人身体有影响，而且对胎儿发育不利。

贫血可以采用食疗的方法来减轻症状。可多食用豆制品、猪肝、木耳、海带等含铁量高的食物。或在医生指导下每日服用1～2片硫酸亚铁片。贫血通过治疗有所好转，各种指标到达或接近正常值时，就可以怀孕了。

✳ 糖尿病

如果孕前患糖尿病，怀孕后为了承担胎儿发育所需的营养需求，体内产生了一些主要为胎儿所分泌的激素，具有促进胰岛素的分泌及拮抗胰岛素的作用，这些作用有利于胎儿获得恒定的营养，但也因此使准妈妈的糖尿病病情变得复杂化。如血糖难以控制，甚至病情继续发展，易发生低血糖、眼底视网膜病变、妊高征、羊水过多、难产率增大等问题。

所以，患糖尿病的女性必须征求专业医生的建议后再考虑适宜的怀孕时间。

✱ 肺结核病

肺结核病是呼吸系统的一种慢性传染病，不属于遗传病。主要是由开放性的患者咳嗽、打喷嚏时散播的带结核杆菌的气溶胶进行传播。目前结核病的治愈率很高。但在治愈前还不能怀孕，否则会传染给胎儿，并导致早产、流产的危险。经过抗结核药物治疗后，还应定期进行健康检查，确认已经完全治愈后，才能考虑怀孕。

此外，肺结核患者需服用或注射抗结核药物，长期使用这些药物会导致胎儿畸形或死胎。另外，患者需定期进行X光透视或摄片，可能使胎儿发生畸形。总之，为了保证母子健康，患活动性肺结核病的女性是不宜怀孕的。在结核经过治疗，已经有所好转，基本稳定，而且不需要用抗结核药物治疗后，且身体也很好，这样对怀孕的过程及以后的发病都不会有多大影响，才可以考虑怀孕。怀孕后要注意营养和按时进行产前检查，以保证母婴健康。

✱ 肝脏病

怀孕后，肝脏负担增加，如果肝脏有病，会使病情恶化，而且还容易出现妊娠高血压综合征，应治愈后再怀孕。

✱ 肾脏病

怀孕时，由于母体血总量增加，血管外体液积蓄过多，容易出现水肿，肾脏病患者如果怀孕，就会出现妊娠高血压综合征，而且往往比较严重，出现早产、流产等现象。在进行认真治疗之后，如果病情好转，则可以考虑怀孕。但决定怀孕前还应对病情进行复查，并听取医生的意见。

✱ 高血压

高血压病患者如果怀孕，容易出现妊娠高血压综合征，而且会成为重症。有慢性高血压的女性在怀孕后期，很难控制血压的急剧变化，有的血压升得很高，容易发生脑溢血。同时慢性高血压患者伴有血管痉挛和血管狭窄，这样使母体对胎儿营养的供应受到影响，易发生胎盘早期剥离，造成死胎。由于高血压患者在治疗期间不能增加营养，故胎儿吸收的营养就不足，以致胎儿出生后出现很多疾病，如营养不良、免疫力低下、先天性贫血症、发育迟缓、智力下降等。

高血压患者要注意平时的起居和活动，避免过度疲劳、睡眠不足、精神压抑等不利因素的出现。在饮食上要多吃含蛋白质的食物，少吃较咸的食物，以免胆固醇增高，造成血管脆裂。患高血压病后，必须认真服药和休息，以便尽快恢复正常。血压指数正常后就可以怀孕。

✳ 心脏病

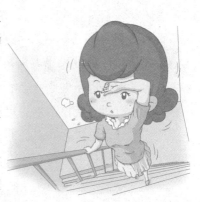

患心脏病的女性是否可以怀孕，要咨询医生才能确定。心脏病的严重程度，可以依心功能的分级来衡量，不论为何种类型的心脏病，都可将心功能分为四级。

I级：患者能胜任一般的体力劳动，如行走及日常体力活动。

II级：对一般体力活动略受限制，休息时舒适如常，但在日常体力活动或操作时即感疲劳、心慌和气急。

III级：对一般体力活动明显受限制，休息时虽无不适，但稍加活动即感疲劳、心慌、胸闷或有轻度心衰现象。

IV级：做任何轻微活动时即感不适，休息时仍有心慌、气急或有明显的心衰现象。

心脏病患者有下列情况之一者均不宜怀孕：

● 心功能III级或III级以上。

● 风湿性心脏病伴有房颤或心率快、难于控制。

● 心脏有明显扩大或曾有脑栓塞而恢复不全。

● 有心衰病史或伴有慢性肾炎、肺结核。

● 严重的二尖瓣狭窄伴有肺动脉高压的风湿性心脏病、心脏畸形较严重或有明显紫绀的先天性心脏病而未进行手术。

心功能为I～II级的心脏病患者虽然可以怀孕，但要加强产前检查，严密观察心脏功能，预防感冒，谨防心衰发生。孕晚期应住院待产。

若经医生检查，心脏功能不能胜任的，则坚决不能怀孕，已经怀孕，如病情许可，则可继续怀孕，但应注意心力衰竭的发生，定期找医生检查和治疗。

患有心脏病的女性如果怀孕，往往在孕晚期、分娩或产期，因难以承受怀孕及分娩的负担，出现心跳加速、气急、唇色发紫等心力衰竭的症状。但也不是所有患有心脏病的女性孕期都会出现这种现象。

过去有过心力衰竭症状的女性，一般也不宜怀孕，以免突然发作造成严重后果。

如果有轻微心脏病症状，可请医生诊断能否怀孕。在怀孕期内要加强产前检查，注意休息，每日至少保持10小时的卧床休息和睡眠，并要注意防止情绪过度激动。孕后期，要吃得清淡些。每日按照医生要求口服适量硫酸亚铁片，以预防贫血。要防止感冒，因为感冒容易引起心力衰竭的发作。

✳ 阴道炎

阴道炎患者如果怀孕，就会使胎儿患上鹅口疮。其症状是在新生儿口腔黏膜和舌头下面长出像白苔一样的东西，影响吃奶。因此，得此病者应抓紧治疗，治愈后再怀孕就不会影响胎儿了。

♥ 孕前男性要做哪些检查

想要孕育健康宝宝，男性的检查十分必要。

孕前检查除了要排除有遗传病家族史之外，还要排除传染病、性病，特别是梅毒、艾滋病等，虽然这些病的病原体对精子的影响现在还不明确，但是这些病原体可能通过男性传给妻子，再传给肚子里的胎儿，使宝宝出现先天性缺陷。

另外，男性要接受详细的询问，比如，自己的直系、旁系亲属中，有没有人出现过反复流产的现象，或是生过畸形儿，这些状况对于医生判断是否存在染色体疾病有很大帮助，从而有助于预防婴儿出生缺陷。

常规的健康检查，如血、尿常规，肝肾功能和精液检查等，结果若出现异常，应进行相应的治疗，暂缓怀孕。同时可以做性病及性传播疾病的筛查：例如，乙型肝炎、甲型肝炎、丙型肝炎、艾滋病、梅毒、淋病等，以避免直接将病毒传染给妻子和胎儿。也可进行外周血染色体的检查，排除染色体异常的可能。如果染色体异常，大多数为平衡易位携带者，生出健康下一代的概率就很小。

男性不育的原因是什么

导致男性不育的原因多种多样，主要原因如下：

精液异常。具体表现为无精子或精子数量过少（精子数＜2000万／毫升），精子质量差，活动力低，精子畸形等。

性功能障碍及生殖器官畸形、疾患。如阳痿早泄、隐睾、鞘膜积液、精索静脉曲张、先天性无睾等。

泌尿系统以外的疾患。如呼吸系统疾病；慢性疾病，如糖尿病；供血障碍；环境影响，如处于过热工作环境的矿工、锅炉工等。

若男方有不育症，应该及时去医院泌尿科或男性科依次进行如下各项检查：

体格检查。包括全身及生殖器官检查。

实验室检查。除将精液检查列为必查项目外，其余要视患者具体情况进行选择。

内分泌检查。通过促性腺激素释放激素或克罗米芬刺激试验可以了解下丘脑－垂体－睾丸轴的功能，测定睾酮水平可以直接反映间质细胞的功能。

多普勒超声检查。有助于确认精索静脉曲张。

X线检查。为确定输精管道的梗阻部位，可采用输精管、附睾造影，输精管、精囊造影或尿道造影等。高泌乳素血症者可摄蝶鞍X线断层片（正、侧位）以确定有无垂体腺瘤。

免疫学检查。通过精子凝集试验或制动试验检测血清或精浆中的精子凝集抗体或制动抗体。检测方法有多种，应因地制宜选用。

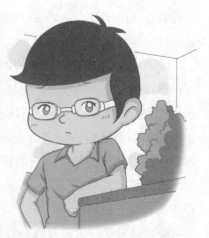

睾丸活检。用于无精子或少精子症，直接检查睾丸曲细精管的生精功能及间质细胞的发育情况，局部激素的合成与代谢可经免疫组化染色反映出来。

染色体核型分析。用于外生殖器官畸形、睾丸发育不良以及原因不明的无精子症。

♥ 精子质量不高危害大

男性的生殖细胞，从生精细胞发育为成熟精子的各个阶段，都极为脆弱。有些有毒物质会作用于男性生殖系统，直接侵害生殖细胞。它们或杀死尚未成熟的精子，或使得精子残缺不全，破坏其遗传基因。

当受到损害的精子勉强同卵子结合之后，胎儿发育便会出现障碍，流产和胎儿死亡便可能发生。即使精子受害程度较轻，新生儿尚能存活，宝宝的健康问题也会给父母带来不安和不快。在大量接触有毒物质的男性中，其子女容易患上神经系统畸形、先天性心脏病、消化系统畸形、白血病、脑瘤等疾病，其发病率明显高于普通人群。因而提高精子质量也是孕前准备的重要部分。

♥ 对精子有毒害作用的几类物质

对精子有毒害作用的物质有某些化学制剂，如苯、甲苯、甲醛、油漆涂料、二硫化碳、一氧化碳、二溴氯丙烷、杀虫剂、除草剂等；某些金属，如铅；某些麻醉药品、化疗药品；放射性物质；成瘾性毒品，包括大麻、高浓度烟草、烈酒等。

♥ 如何提高精子质量

如果不是机能障碍所致，丈夫在日常生活中多吃下列食物将有助于提高精子质量：鳝鱼、泥鳅、鱿鱼、带鱼、鳗鱼、海参、墨鱼、蜗牛、山药、银杏、冻豆腐、豆腐皮等，这些食物中赖氨酸含量高，是精子形成的必要成分。

另外，体内缺锌会使性欲降低，精子减少。丈夫应多吃含锌量高的食物，如牡蛎、鸡肉、鸡蛋、鸡肝、花生、猪肉等。在吃这些食物时，不要过量饮酒，以免影响锌的吸收。若严重缺锌，最好每日口服醋酸锌50毫克，且定期测定体内含锌量。

● 番茄红素对生育的作用

由于不育男性精液中的番茄红素含量较低，因而医学家经过进一步研究认为，男性生育力增强与番茄红素含量增高有关。男性每天喝西红柿汤能增加人体的番茄红素含量，从而提高生育力。研究人员推测，番茄红素所含抗氧化剂可能杀死人体内对生育力有害的化学物质。

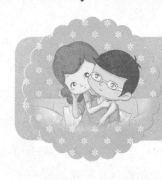

遗传与优生

❤ 优生的主要措施

✳ 进行婚前检查和孕前检查

婚前检查是优生的重要内容，主要是对男女双方在结婚登记之前进行询问、身体检查，包括实验室和其他各种理化检查，以便及时发现不能结婚、生育的疾病，或其他生殖器畸形等，供当事人做婚育决策时参考。当前婚前医学检查为自愿，有一些男女结婚未做过婚前检查，为此，孕前检查就变得尤为重要。

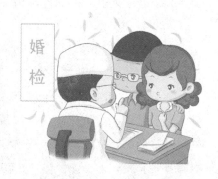

婚检

✳ 选择最佳生育年龄和受孕时机

大量统计资料表明，女性生育的最佳年龄为24～28岁，男性的最佳生育年龄为26～35岁。在这个年龄段，无论是身体还是思想，都已日趋成熟，而且也有了一定的经济基础，是怀孕的最佳时期。夫妻双方要把握好这个时期，为胎儿各方面的发育创造人为的"天时"、"地利"的条件。

✳ 进行早孕指导

最好提前去早孕指导中心咨询专家孕前应注意的事项，做好孕期保健，使胎儿健康地发育成长。

✳ 遗传咨询

遗传咨询是指有遗传病家族史患者以及生育过遗传病患者，需要根据详细病史、家谱分析、体检及化验等明确该类疾病再现的可能性有多大，有无产前诊断的方法，然后再决定是否可以生育。

✿ 进行产前诊断

在怀孕期间，用各种方法了解胎儿的情况，预测胎儿是否正常或是否有某些遗传病。对个别的遗传病还可以通过新生儿筛查加以控制，如先天性甲状腺功能低下、苯丙酮尿症等，这两种遗传病如能在新生儿期及时查出，采用药物治疗或食疗就可以使胎儿发育正常，否则随着患儿年龄的增长会出现智力低下等不良后果。

✿ 避免有害环境

大气、饮水、电磁辐射以及其他化学物理因素对胎儿的生长发育会有一定的危害和影响。

❤ 遗传性疾病的特点

目前已知的遗传性疾病达4000多种，一般有以下3个特点：

先天性：发病的原因是染色体数目、结构的异常或基因的突变，故这种疾病在胚胎时期或胎儿发育早期已经存在，婴儿出生即已患病。

终身性：大多数疾病持续终身难以治愈，如先天愚型、白化症等。某些疾病若能早期诊断，及时治疗，便有缓解症状或避免发病的可能。例如，苯丙酮尿症的患儿若能在出生后3个月内确诊，6岁前坚持采用低苯丙氨酸饮食，就能避免出现智力发育迟缓的现象。

遗传性：遗传病患者婚后生育便可将致病基因传给后代。由于致病的基因可以是显性、隐性或性连锁等，故遗传的方式也很复杂。可以是代代相传或隔几代才发病的，如白化症；男、女都可发病的有多发性家族性直肠息肉症、遗传性舞蹈病等。另有一种叫伴性遗传，如血友病、红绿色盲等，这种遗传性疾病的特点是"传男不传女"，也就是说男性发病，女性为致病基因携带者。

❤ 遗传性疾病可以预防吗

为了控制或减少各种遗传病的发生率，需要注意以下几点：

实行优生保护法：对导致其后代发生严重的遗传性疾病概率高的人，均应避免生育。这些疾病包括先天愚型、白痴、遗传性精神病，显著的遗传性躯体疾患，如舞蹈病和肌紧张病、白化病等。

避免近亲结婚：近亲结婚会增加一些遗传病的发生率，这在医学统计学上已得到证实。例如，肝豆状核变性患者，非近亲婚配后代中的发病率为1/400万，而表兄妹结婚者后代中的发病率为1/64；近亲婚配所生弱智子女比非近亲婚配者要高3.8倍。

避免高龄生育：女性的生育年龄不宜超过35岁。如果女性35岁以上或45岁以上生育，要做遗传咨询。

产前诊断：经过遗传咨询后，对一些有指征的准妈妈做胎儿产前诊断，以了解有无先天性或遗传性疾病。常用的方法有绒毛活检染色体核型分析，羊膜腔穿刺吸取羊水做染色体核型分析、生化测定及酶检测等，还可用B型超声扫描及胎儿镜检查等。

新婚夫妇要重视遗传咨询

遗传咨询俗称遗传询问、遗传指导。

对于有下述情况之一的，应到优生遗传咨询门诊进行咨询：

- 确诊为遗传病或发育畸形患者及其家庭成员。
- 连续发生不明原因疾病的家庭成员。
- 近亲结婚的夫妻。
- 染色体平衡易位携带者，以及其他遗传病基因携带者。
- 确诊为染色体畸变者的父母。
- 曾生过多发畸形、智力低下患儿者。
- 两性畸形患者。
- 非妇科性反复流产、有习惯性流产史或不明原因的死胎史者，以及不孕的女性及其丈夫。
- 有致畸物质和放射物质接触史的夫妻，如放射线、同位素、铅、磷、汞等毒物或化学制剂接触者。

- 孕早期病毒感染的准妈妈及经常接触猫、狗的准妈妈。
- 孕期服用致畸药物的。
- 35岁以上的高龄准妈妈。
- 血型不合的夫妻。

♥ 哪些人不宜生育

按照优生学原则，患有下列遗传病的患者，所生子女发病危险大于10％，在医学遗传学上属高发危险率，因此不宜生育。

✳ 常染色体显性遗传病

如骨骼发育不全、成骨不全、马凡氏综合征、视网膜母细胞瘤、多发性家族性结肠息肉、黑色素斑、胃肠息肉瘤综合征、先天性肌强直等。这类遗传病的显性致病基因在常染色体上，患者的家族中，每一代都可以出现相同病患者，且发病与性别无关，男女都可发病。患者与正常人婚配，所生子女的发病率为50％，故不宜生育。

✳ 染色体病

先天愚型等染色体病患者，所生子女发病率超过50％，同源染色体易位携带者和复杂性染色体易位患者，其所生后代均为染色体病患者，故不宜生育。

✳ 常染色体隐性遗传病

夫妻双方均患有相同的严重常染色体隐性遗传病，如先天性聋哑、苯丙酮尿症、白化病、半乳糖血症、肝豆状核变性等，不宜生育，因为其所生子女肯定均为同病患者。

✳ X连锁显性遗传病

由于患者的显性致病基因在X染色体上，所以患者中女性多于男性。女性患者的后代，不论男孩还是女孩，均有50％的发病危险成为相同病患者，故不宜生育。而男性患者的后代，女孩100％患病，男孩正常。

✳ X连锁隐性遗传病

这类遗传病常见的有血友病A、血友病B和进行性肌营养不良等。由于隐性致病基因位于X染色体上，故患者多为女性。男性患者与正常女性结婚，所生男孩全部正常，但女孩均为致病基因携带者。若女性携带者与正常男性结婚，所生子女中，男孩有50%的可能患病，女孩全部正常。

✳ 多基因遗传病

精神分裂症、躁狂或抑郁性精神病、重症先天性心脏病和原发性癫痫等多基因遗传病，发病机理复杂，遗传度较高，危害严重，患者不论男女，后代的发病危险大大超过10%，均不宜生育。

芝宝贝提醒

由于遗传病种类繁多，遗传方式多样，对后代的影响也不同，因此遗传病患者在考虑生育问题时，应该进行遗传咨询，在医生的指导和帮助下，作出明智的选择。

♥ 生男生女受哪些因素影响

在人体细胞中，有23对染色体（即人的遗传物质），其中22对是常染色体，剩下1对是性染色体。性染色体分两种，分别被称为X染色体和Y染色体，胎儿的性别就由它来决定。

这两条性染色体，一条来自妈妈，一条来自爸爸。如果两条都是X型，将来便会孕育出女孩；如果X型、Y型各一条，便会孕育出男孩。妇女卵巢每一个月有多个卵泡生长发育，但通常只有一个成熟卵细胞排出，它只含X型的性染色体。男性的睾丸不断地产生精子，这些精子可有两种类型，一种含X型、一种含Y型的性染色体，两种精子的数量是相等的。卵细胞与不同类型的精子结合，便决定了胎儿的性别。

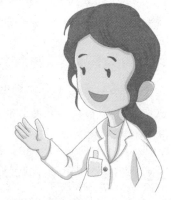

然而精子能与卵子结合完全是随机的，并不受人们意志的支配，也和器官的功能没有联系。因此，科学而公正地说，生男生女和父母双方都不存在任何"责任"关系。

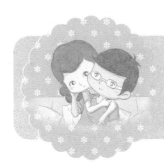

最佳怀孕时间

已婚夫妻如何计划怀孕

很多夫妻不是按计划怀孕，由于没有事先计划，很多女性在面临新岗位的选择或职位的升迁、学业的发展时怀孕了，弄得自己进退两难。因此，做好孕前计划对女性来说是很重要的。

如果开始计划怀孕，应注意以下几点：

　● 考虑好自己的年龄，生育年龄最好安排在24～30岁，最好不要超过35岁。

　● 合进安排好自己的工作或学习情况。

　● 在怀孕季节上也应有所选择，一般以夏季或秋季为好。

　● 夫妻双方都应该到医院做系统的全身检查。

　● 应在孕前6个月时开始停药；从孕前3个月起，准爸爸、准妈妈应注意营养均衡，加强锻炼，使双方身体处于最佳状态，同时应避免吸烟和酗酒。

　● 选择一个安静、清洁、舒畅的环境；调整身心参与，在女性排卵的前几天，夫妻的生活要有规律，不要熬夜，情绪要保持良好，不要过于疲劳和辛苦，当然还要避开疾病。

选择最佳生育年龄

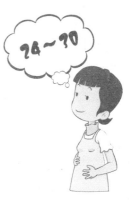

选择最佳生育年龄是许多夫妻所关心的问题。父母的婚育年龄对胎儿是否有影响？答案是肯定的。

女性在18岁左右开始进入性成熟期，性成熟期持续约30年，为生育期，处于此期的女性称为育龄妇女。一般认为女性的最佳生育年龄为24～30岁，此时生育不仅符合人体的生理特点，而且有利于胎儿的健康发育。女性到了18岁，虽然性器官已基本发育完成，但性成熟并不代表全身各脏器功能都已健全，像骨骼系统和高级神经系统一般要到24岁才发育成熟。过早生育，母体不仅要承担供给胎儿营养的任务，还要继续完成自身的发育，必定会影响母子的健康。

因此，从有利于未来父母的工作、学习、健康、经济实力、体力、精力等多因素考虑，女性在23岁以后结婚，24～30岁生育；男性在25岁以后结婚，25～35岁生育，对胎儿最为有利，是最佳婚育年龄。

芝宝贝提醒

适当晚育有利于后代的健康成长。但晚育也要有一定限度，女性最好不要超过35岁，男性最好不要超过42岁。如果因种种原因女性到35岁以后才怀孕，也不必过分紧张，一定要做好孕期保健和产前诊断，以便出现问题时及时处理。

婚后多久怀孕才好

女性怀孕、分娩、产褥期需要花费近一年时间。孩子一生下来便要积极地进行优育、优教，育儿期一般为2～4年。在这几年中肯定会影响到年轻父母的学习、工作、健康与家庭经济收入。因此，为了幸福美满地度过婚后这段甜蜜的生活，并为生儿育女打下一个比较充实的经济基础，最好婚后1～3年再怀孕。

不同季节受孕的注意事项

胎儿的生长发育有一定的规律性，从受孕到第3个月，是胎儿的大部分器官形成时期，以后是继续生长和各种器官功能的发育完善期，一般来说，怀孕前3个月往往是整个孕期最关键的阶段。而一年中的四季又各有其特点，所以在不同季节受孕及度过孕早期，对胎儿的发育会有不同的影响。

春、秋季节的气温在我国大部分地区对人都很适宜，人们在户外活动的机会较多，日照时间较长，此时受孕能呼吸大量的新鲜空气，对胎儿的神经系统发育大有好处。但是，春、秋季节往往是某些传染性疾病易发的季节。如在秋冬或冬春季交替时，温差变化较大，气候干燥，特别是北方的秋天，流感的发病率较高，虽然流感病毒能否直接威胁宝宝尚不清楚，但是流感所引起的发烧，特别是发生在孕早期，会导致自然流产、死胎、畸形儿的发生率增加。所以，在春、秋季节怀孕要注意预防感冒，少去人群密集的商场、影剧院，并注意与感冒患者隔离，以减少患病机会。

夏季，食物丰富，对摄取营养有利，但是由于天气炎热，出汗较多，人们常常大量食用冷饮、瓜果蔬菜，即使是鸡鸭鱼肉也愿意吃凉的。如果这些食物未洗干净或已变质，会使胃肠道感染性疾病的发生率增加，轻者出现腹泻、呕吐，重者会出现高热、脱水及电解质紊乱，需用药物治疗，而所有这些都会对胎儿产生不良影响。因此，在夏季怀孕时，要注意饮食卫生，特别是瓜果蔬菜要洗净，不要食用已变质的食物。

冬季，由于天气寒冷，人们户外活动减少，大部分时间是在有暖气或炉子的屋里度过。如果门窗紧闭，不及时换气，再加上炉子里散发的一氧化碳气体，会使室内空气污浊，这不仅会使准妈妈本人感到全身不适，而且对胎儿的生长发育，特别是对其中枢神经系统都有不良影响。所以，准妈妈在冬季既要预防一氧化碳中毒，还要在下午天气暖和时到户外做一些适宜的活动，多呼吸一些新鲜空气，以利于胎儿的发育。

❤ 一天中何时受孕最佳

通常认为，夫妻在晚上的21～22时同房怀孕较好。这段时间，既是人体功能的日高潮期，又与中医理论的"阴盛精气足"说法一致，此时同房怀孕会怀上聪明健康的宝宝。

此外，在这段时间里同房，事后夫妻会很快入睡。女方睡眠中保持身体平卧，有利于精子沿子宫内壁向输卵管里游动，对精子顺利到达输卵管壶腹部跟卵子结合有利。故此，夫妻在晚上21～22时同房，是最佳的受孕时间。

❤ 停用避孕药后可否立即受孕

服用短效口服避孕药是女性常用的避孕措施之一。目前市售的口服避孕药采用高效及高选择性的孕激素，剂量明显低于以往的避孕药。根据国外的研究结果证明，停药后即可以怀孕。通常在停药一周内会来一次月经，而后便恢复排卵，女性根据自己的意愿随时都可以怀孕。但是准备怀孕的女性不要随意服用紧急避孕药。

一般来说，口服长效避孕药的吸收代谢时间较长，避孕药经肠道进入体内，在肝脏代谢储存。体内残留的避孕药在停药后需经6个月才能完全排出体外。停药后的6个月内，尽管体内药物浓度已不能产生避孕作用，但对胎儿仍有不良影响。由此可以看出，在停服长效避孕药后6个月内怀孕，有可能产生畸形儿的，所以，在计划怀孕时间的前6个月就停止服用避孕药，待体内存留的避孕药完全排出体外后再怀孕。

取出宫内节育器后可否立即受孕

宫内节育器是许多女性采用的长效避孕措施。目前常用的节育器使用年限为5～10年，女性计划怀孕时可随时将节育器取出。

宫内节育器并不影响女性的卵巢功能，每月仍有正常的排卵，因此宫内节育器能防止子宫内的妊娠，却不能防止异位妊娠。一旦取出节育器，子宫腔的微环境即可恢复正常，随时都可以怀孕；然而因不规则出血或感染而取出节育器者，子宫腔内环境的恢复往往需要较长的时间，最好经治疗后、待月经恢复正常再怀孕。

早产或流产后应隔多长时间再受孕

出现早产及流产的女性，由于种种原因会造成机体一些器官的平衡被打破，出现功能紊乱，子宫等器官一时不能恢复正常，尤其是经过人工流产的女性更是如此。如果早产或流产后就怀孕，由于子宫等的功能不健全，对胎儿十分不利，也不利于女性身体特别是子宫的恢复。

为了使子宫等各器官组织得到充分休息，恢复应有的功能，为下一次怀孕提供良好的条件，早产及流产的女性最好过半年后再怀孕较为合适。

剖宫产后的女性多久能够再受孕

有的女性第一胎进行了剖宫产，很快又怀上了第二胎，这对准妈妈身体健康和胎儿生长很不利。剖宫产按子宫切口部位可以分为子宫体部剖宫产和子宫下段剖宫产。无论采取哪种剖宫产，再孕时均可能发生子宫切口破裂，造成危险。

子宫体部剖宫产由于体部肌层较厚，缝合时不易对合，产后子宫复旧时子宫体部肌肉收缩明显，故体部切口愈合较差，再次怀孕分娩时，体部切口瘢痕位于主动收缩部位，故更容易发生子宫切口破裂。相比之下，子宫下段剖宫产由于肌层较薄，缝合时对位好，产后子宫复旧时无明显收缩，故愈合较好，且其外有腹膜遮盖，再次怀孕时子宫切口破裂的可能性较小，即使切口破裂也常是不完全破裂。据统计资料表明，子宫体部剖宫产再次怀孕后子宫破裂的发生率比子宫下段剖宫产高很多。但子宫下段剖宫产的女性也需要经过一段恢复期才能再怀孕。

一般接受过剖宫产手术的女性，如欲再次生育，最好在2年之后再怀孕。尽管如此，在分娩时也还会有子宫破裂的可能。所以，剖宫产后的女性应做好避孕准备。

高龄女性还能怀孕吗

我国提倡晚婚、晚育，但绝非越晚越好。一般不主张女性35岁后生育，原因是35岁后的女性怀孕概率降低，且易发生流产。

另外，随着年龄的增长，卵细胞逐渐老化；还因长期受环境中有害因素的影响，卵子在分裂时往往出现染色体分裂异常，因而可能生下畸形儿，特别是先天愚型儿的概率增大。所以，生孩子最好在35岁以前。

高龄女性生育有哪些弊端

✳ 怀孕失败率显著增高

一名女性一生中所能产生的潜在卵子总数量约有30万个，但是科学家通过研究发现，女性到30岁时就已经消耗约90%。到40岁时，库存卵子下降到3%。尽管高龄女性仍然能排卵，但卵子质量下降，怀孕失败率显著增高。根据丹麦进行的一项研究显示，女性到了35岁时，由于流产、死产或宫外孕等原因，怀孕失败概率达20%。到了42岁时，失败概率高达50%以上。在22~24岁，流产的概率是8.9%，到45岁，此概率增加到74.7%。

✱ 宫外孕概率增大

宫外孕，就是受精卵在子宫和卵巢之间的输卵管内长大，这种情况的发生概率也会随着怀孕女性年龄的增加而升高，从21岁时的1.4%增加到44岁时的6.9%。

✱ 易出现妊娠异常

由于高龄产妇的产道弹性降低，容易发生延长产程和需手术助娩等情况，势必会在一定程度上影响胎儿的健康。30岁以上的准妈妈出现妊娠异常情况的风险开始增加，35岁以上的高龄孕产妇无论在孕期还是分娩中，发生妊娠期高血压病、糖尿病、流产、早产、胎儿宫内发育迟缓的概率都明显高于年轻孕产妇。分娩时由于高龄产妇的骨盆和韧带松弛性下降，软产道组织的弹性差，易发生难产，剖宫产率及产妇死亡率均高于年轻产妇。

✱ 畸形儿概率增大

女性的原始生殖细胞是在胎儿期形成的，如果怀孕时间过晚，卵巢功能开始减退，容易发生卵子染色体老化，导致畸胎率增高，出现胎儿畸形及智力低下。35岁以上的初产妇患妊娠期高血压病，采取产科手术者比正常年龄的育龄女性高2~10倍。44岁以上初产妇流产率增加33%，葡萄胎患病率增加20倍，死产和新生儿死亡率增加9倍。

据统计，先天愚型胎儿的发病率随准妈妈年龄的增加而成倍增加，25~29岁为0.11%，30~35岁为0.26%，36~40岁为0.56%；40岁后上升幅度加大，45岁以上可达5.4%。一些先天性疾病，如心血管畸形、唇腭裂等的发病率也明显增加，所有这些都应引起高龄准妈妈的高度重视。

❤ 如何提高高龄女性的生育能力

- ● 不吸烟、不喝酒或饮含有咖啡因的饮料。
- ● 有规律地进行一项减轻压力的活动，如沉思冥想、瑜伽。

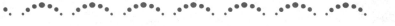

- 每天坚持锻炼，如散步、游泳或定期去健身俱乐部。
- 饮食合理，注意补充体内叶酸的含量。医学研究证明，叶酸缺乏可能导致胎儿神经管腔发育不正常（如脊柱叉裂）。此外，还要适当注意摄取维生素C、维生素E和锌等。

性生活需要注意什么

要想如愿以偿地按照自己选定的日子怀孕，最好在女方排卵期内同房，这样受孕概率就大。在排卵期前应减少同房的次数，使丈夫养精蓄锐，以产生足够数量的高质量精子。但也不宜过少，以免精子发生老化，一般来说，在排卵前4天，每两天一次性生活较易受孕。

掌握受孕规律

多数女性排卵是在下次月经前14天左右。根据精子、卵子成活时间计算，在排卵前2～3天至排卵后1～2天为易受孕期，也是俗称的"危险期"，其余时间则为安全期。为了尽快怀孕，夫妻在安全期应尽量减少房事，以便养精蓄锐。在排卵期同房，这样便可能受孕。

准确计算排卵日期

首先，可以通过基础体温测得。正常情况下，从月经开始那天起，到排卵的那一天，体温一直偏低，一般为36.2～36.5℃；排卵后，基础体温上升，一般在36.8℃左右。可以把从低温段向高温段移动的几日视为排卵期。

将一月的体温数用线接起来，形成曲线，经2～3个月测试后便可通过曲线判断出排卵期。每日最好在同一时间进行测量。

另外，根据月经周期也可以推算。月经周期固定为28天者，排卵日为月经后第28天－14天＝14天；如果月经周期不规律，则难以准确推算。

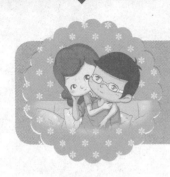

孕前保健

女性怀孕前需注射的疫苗

准妈妈一定十分希望在孕育胎儿的10个月里都能平平安安，不受疾病困扰。虽然加强锻炼、增强机体抵抗力是根本的解决之道，但针对某些传染疾病，最直接、最有效的办法应该是注射疫苗。

目前，我国还没有专为准备怀孕的女性设计的免疫计划。一般来说，孕前最好能接种两种疫苗：一是风疹疫苗，用于预防准妈妈感染风疹后出现先兆流产、流产、胎死宫内等严重后果，或可能导致的胎儿畸形，至少要在孕前3个月内予以注射。目前国内使用最多的是风麻腮疫苗，注射一次可预防风疹、麻疹、腮腺炎三种疾病。另一种是乙肝疫苗，用于预防胎儿成为慢性乙肝病毒携带者。

一般需要按照0、1、6的程序注射。即从第一针算起，在此后1个月时注射第二针，在6个月时注射第三针，加上注射后产生抗体需要的时间，至少应在孕前9个月内注射疫苗。

还有一些疫苗，如甲肝疫苗、水痘疫苗、流感疫苗、狂犬疫苗等可根据自己的需求，向医生咨询，做出选择。

芝宝贝提醒

无论注射何种疫苗，都应遵循至少在受孕前3个月内注射，或者在接受疫苗注射时要考虑到怀孕的问题。而且，疫苗并不是打得越多越好。坚持锻炼、增强体质才是防病、抗病的关键。

为了怀孕女性需要辞职吗

许多过来人建议，如果家庭有经济压力，计划怀孕的女性最好维持现在的工作，毕竟宝宝出生以后，经济压力会增加许多。另外，如果自己身体健康，丈夫工作较忙，女性最好也能继续工作，这样生活有寄托，就不太会有精神压力，因为精神压力大也利于受孕。

如果原来就有习惯性流产、怀孕状况不稳定、工作压力过大、工作性质不适合怀孕的情况，可以考虑辞掉工作或向公司申请休假。

什么情况下需要换工作

如果女性从事以下工作，打算怀孕，最好向单位或公司申请调换另一个比较适合自己的工作。

- 经常接触铅、镉、汞等有害物质的工作。
- 从事高温作业、振动作业和噪声过大的工作。
- 接触X线照射或其他电离辐射的工作。
- 密切接触化学农药的工作。

另外，在许可的范围内，女性还可以与同事协调一下工作的项目。

夫妻都要远离烟和酒

如果夫妻双方已计划好要生宝宝，怀孕前戒烟是势在必行的。吸烟与不育症有极大的关系，尤其对男性不育方面的影响更大。因为精子比卵子更容易受损害，而且已有实例证明，吸烟能破坏吸烟者身体细胞中的染色体（遗传因子）。

酒精是必须禁忌的，它可导致精子活动能力下降、精子畸形、死精等。酒精影响导致宝宝发育不健全的例子也很多，主要影响宝宝身、心两方面的发育。酒精代谢物一般在戒酒后2～3天消失，男性的精液生成周期为80～90天，也就是说每3个月左右生成一批新的精子。

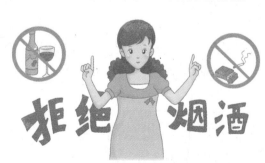

因此，为了保证精液质量不受烟酒的干扰，至少应该在准备怀孕前3个月戒掉烟酒。而对于女性来

说，一个卵细胞自募集到成熟也需要约3个月时间。因此，最好安排在戒烟、酒3个月后怀孕。

妥善安排宠物

宠物身上可能存在一种能使人畜共患病的病原——弓形虫，所以，有生育计划的夫妻尽量不要接触宠物。

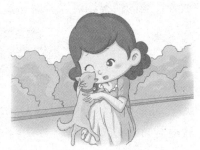

弓形虫对准妈妈和胎儿的健康都会有严重影响。孕早期感染弓形虫常会导致流产、胎儿发育异常等；孕晚期感染会严重影响胎儿的大脑发育，常致胎儿畸形或死胎。感染弓形虫病的宝宝出生后主要表现为脑积水、小头畸形、精神障碍等。如果在孕期，宠物只能放在家里，一定要记得把清洁工作交给家人，因为宠物可通过粪便传播疾病。在做完清洁后，家人也要注意手的清洁。

另外，女性在怀孕后才开始饲养小动物，更易受到感染。因为，准妈妈这时刚刚接触小动物，对它们身上的细菌没有抵抗力。

> **芝宝贝提醒**
>
> 怀孕期间也会因吃了未煮熟的肉而感染弓形虫。因此，不要吃不熟的肉类和未洗净的蔬菜等。

孕前用药的注意事项

孕前因病或其他原因服药时，要特别注意。因为一些药在体内停留和发生作用的时间比较长，有时会对胎儿产生影响。在计划怀孕前3个月服药应当慎重。安眠药、抗组胺剂、具有解热镇痛作用的阿司匹林等，都不宜长期服用。孕前服用药物，最重要的是不能自作主张，而要慎重。如果必须要服药，最好请教医生或有关专家，在医生指导下服用。

过度减肥影响怀孕

女性每月都会有一次月经。只有维持正常的排卵月经周期，女性才可能具备生殖能力。有的女性唯恐脂肪积聚太多，影响身材健美，因此少吃少饮，以苗条身材为最终目标。成年女性的脂肪过度减少会造成排卵停止或症状明显的闭经。脂肪含量还可以影响雌性激素水平，不当的减肥会导致女性失去怀孕能力。准备要宝宝的女性，切忌为了身材苗条而失去做妈妈的机会。

❤ 怀孕前3个月不宜接受X线检查

女性在怀孕前3个月内不宜接受X线照射。因为医用X线的照射能杀伤人体内的生殖细胞。因此，为避免X线对下一代的影响，接受X线透视的女性，尤其是做腹部透视者，过3个月后怀孕较为安全。如果每月的月经期较预定时间来得晚，怀疑自己怀孕，而又有必要进行X线检查，此时一定要告诉医生有可能怀孕和自己有怀孕的打算。医生会告诉你可否进行X线检查。必须要做X线检查时，也要避免照到腹部。

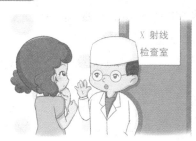

X 射线检查室

芝宝贝提醒

如果怀孕期间需要接受X线检查或其他放射线治疗，应该明确告知医生自己已经怀孕，让医生选择最安全的方式为自己治疗，以免造成胎儿流产、畸形、心智发育迟缓等不良后果。

❤ 普通计算机辐射不会伤害胎儿

据一项持续了10年的研究成果表明，电脑辐射不会对宝宝造成不良影响。

从1991年开始，该项研究在全国范围内对2000万例自孕期至7岁的儿童进行跟踪，寻找我国新生儿出生缺陷的影响因素和预防措施，其中将使用计算机列为调查的一项。到2001年，还没有发现准妈妈使用计算机会对宝宝的发育有什么不良影响的证据。

因此，专家得出结论：怀孕前后正常使用计算机，不会影响胎儿。计算机运行时，在其周围产生的X线、紫外线、可见光、红外线和特高频、高频、中频及极低频电磁场以及静电场等电磁辐射远低于我国及国际现行卫生标准要求的数值。它对精子、卵子、受精卵、胚胎、胎儿来说是安全的。

芝宝贝提醒

一项最新研究证实，男性频繁使用笔记本电脑，可能使生育能力受到影响，尤其对年轻男性的影响更明显。研究专家调查发现，男性如果将手提电脑放至双膝，手提电脑所产生的热量，会导致阴囊的温度上升约3℃，而睾丸温度上升1℃就足以使精子数量减少。

因此，准备怀孕时，丈夫要避免使用笔记本电脑，特别是避免采取紧闭双腿并将其放于双膝之上的姿势。

丈夫需要进行育前保健

现代科学认识到，婴儿的健康不仅与女性的孕期状况有关，与丈夫也有着同样重要的关系。丈夫的育前保健同女性孕期保健、围产期保健一样，值得每一位丈夫高度重视。

丈夫的育前保健关键有两点：一是培养良好的生活习惯；二是避免接触有毒物质。工作环境存在有毒物质时，应在妻子怀孕前3～6个月开始采取积极的保护措施。因为精子的成熟约需要3个月的时间。

另外，育前保健还包括饮食营养、体质健康、心情愉快、夫妻恩爱等诸多方面。

Q&A

Q 丈夫在育前用药时应注意什么？

A 研究资料表明，在正常情况下，睾丸组织与流经睾丸的血液之间有一个防护层，医学上称为血睾屏障。这一屏障可阻止血液中某些物质进入睾丸。但是很多药物仍能通过血睾屏障，并可干扰精子的形成而影响精子质量。

另外，还有一些药物也能进入精液，如甲硝唑、氨苄青霉素、苯丙胺、苯妥英钠等，但现在的研究还不十分清楚它们对精子、受精卵以及胎儿有何影响。因此，在妻子怀孕前的2～3个月和怀孕期，丈夫用药一定要谨遵医嘱，无特殊情况最好停用一切药物。

为什么从怀孕前3个月开始补充叶酸

叶酸是一种重要的维生素。叶酸缺乏将导致准妈妈发生巨幼红细胞性贫血，影响胎儿的发育。并且，科学研究证实，在孕早期补充叶酸还能预防宝宝的脑神经管畸形。

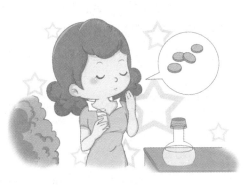

孕早期是补充叶酸的关键时期，然而，许多女性在此阶段并不知道自己缺乏叶酸，也不知道自己已经怀孕，这有可能错过补充叶酸的关键时期。一般来说，准妈妈应该在受孕前3～4个月开始服用叶酸（每天400毫克）。日常还可多吃一些富含叶酸的食物，包括芦笋、鳄梨、香蕉、豆类、西兰花、豌豆、菠菜、草莓和酸奶等。

但是由于食物中的叶酸遇光、遇热不稳定，容易失去活性，因而还要注意烹调方法，避免长时间煮。

丈夫也需要补充叶酸吗

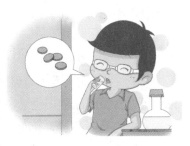

有人认为只有准妈妈需要补叶酸，其实不然。丈夫补一些叶酸对胎儿也是有好处的。如果叶酸不足，会降低精液的浓度，有时还会造成精子中染色体分离异常，这些都会影响到未来宝宝的身体健康。所以，夫妻两人最好一起每天补充叶酸。

孕前为什么要保证睡眠充足

不良的生活习惯对怀孕会造成很大的影响。怀孕前调整好生活规律是十分有必要的。计划怀孕以后就不宜再熬夜了。因为熬夜有损健康，除了影响次日的精神状况，还会造成免疫力下降，减少男性精子的数量和活力，影响雌性激素分泌和卵子的质量。

防治生殖器感染的重要性

生殖道感染是男女常见的疾病，女性生殖系统疾病比男性更为多见，如性传播疾病及炎症引起的疾病等，都会导致不孕。男性生殖系统感染也会影响精子质量，因此防治生殖道感染对于男女都十分重要。

孕前饮食的注意事项

❋ 要加强营养

受孕前3个月，夫妻双方都要加强营养，以提供健康优良的精子和卵子，为健康胎儿的形成和孕育提供良好的物质基础。要科学安排好一日三餐，保证身体健康和精力充沛。

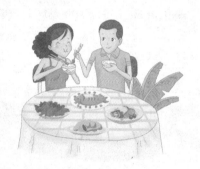

❋ 要养成良好的饮食习惯

不同食物中所含的营养成分不同，含量也不等。所以，应当吃得杂一些，不偏食，不忌口，什么都吃，养成良好的膳食习惯。

❋ 要注意食物营养和卫生安全

准妈妈应尽量选用新鲜天然食品，避免食用含食品添加剂、色素、防腐剂物质的食品。应吃新鲜的蔬菜并要清洗干净；水果应去皮后再食用，以避免农药污染；尽量饮用白开水，避免饮用各种咖啡、饮料、果汁等饮品。应尽量使用铁锅或不锈钢炊具，避免使用铝制品及彩色搪瓷制品，以防止铝元素、铅元素等对人体细胞的伤害。

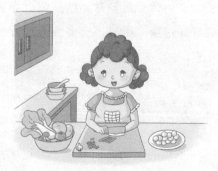

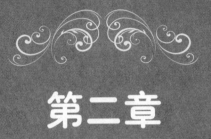

第二章
孕早期

宝宝"安家落户"了

当你知道自己怀孕时，至少怀孕已经4周了。你的身体正在发生着奇妙的变化：你可能感到身体发热、无力、呼吸困难、恶心、呕吐、吃东西不香、想吃酸的食物等。你的乳晕、乳头变大，而且颜色加深，胸部常有胀痛感。你总感到疲劳睡不够，还开始出现尿频等现象。不用紧张，这些都是你的身体为支持不断长大的胎儿而发生的正常反应。这一时期，你应该及时去医院进行产前检查，平时尽量摄取均衡的营养并保证充足的睡眠，注意身体保养和外出安全，避免出现流产。

安心小叮咛

远离烟酒——烟酒对胎儿生长发育影响很大，一旦发现自己怀孕，准妈妈应该马上戒烟戒酒并远离这种环境。

注意安全——尽量避免腹部受到外来的压迫和撞击，平时尽量穿宽松衣服、平底鞋，上下楼注意抓紧扶手，外出注意交通安全。

避免烫头、染发、涂指甲等——因为很多化妆品、染烫剂和指甲油的化学成分都有可能渗透进准妈妈身体，进而影响胎儿的身体健康。

将喜讯告知领导和同事——让大家帮助你调整自己的工作。

孕早期准妈妈和胎儿变化

随宝宝的"安家落户"，准妈妈身体也慢慢起了变化（见表2-1）。

表2-1 孕早期准妈妈和胎儿变化

时间	第1个月	第2个月	第3个月
准妈妈的变化			
变化的内容	受精卵着床的同时，体内的激素也发生了变化。子宫内膜形成绒毛组织，准备给胎儿提供必需的养分	由于月经的延迟，准妈妈能够察觉怀孕。有些准妈妈出现早孕反应	子宫发育成拳头大小。早孕反应比较严重。尿频，呼吸加快
胎儿的变化			
变化的内容	受精卵细胞内部不断分裂，形成小而扁的胚胎	长出手腕和脚的形状，心脏开始跳动，快速成长发育	能够分辨出头、脚、躯干。现在胚胎可以称为胎儿了。体内器官已经长出雏形

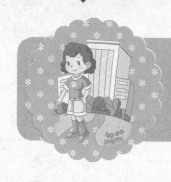

确定怀孕

❤ 神奇的受孕过程

在夫妻的性生活中，丈夫射精时会将精液射到宫颈口附近，数百万个精子迅速地往子宫里游。也许其中有一位幸运者，经过充满活力地在输卵管内3天左右的游动，在输卵管外侧1/3的地方与卵巢排出的卵子相遇，将头部攻入卵细胞内，而未受精的卵子不久就会枯萎死去，并被机体吸收。一只精子一旦攻入卵细胞内，卵细胞表面便发生了许多变化，以防御其他精子的进入。

受精的卵子在进行细胞分裂的过程中，大约用7天时间到达子宫腔，受精卵到达子宫腔后，能分泌出一种分解蛋白质的酶，侵蚀子宫内膜并埋入功能层中，子宫内膜缺口迅速被修复，这个过程称为受精卵的植入或着床。埋入子宫内膜里的受精卵得到了子宫的滋养，就好像种子置于肥沃、潮湿、疏松的土壤里，得到其生长发育所需的营养。受精卵不断地生长、发育，成为胎儿，一个新的小生命就是这样开始了他的生命历程。

受孕失败后卵子的变化

如果受孕失败，未能受精的卵子和储存营养素的子宫内膜会脱落，排出体外，形成月经。这是排卵2周后卵泡和黄体不分泌激素引起的现象。与此同时，卵泡又开始为下一次排卵做准备了。

❤ 怎么知道怀孕了

✱ 月经没有准时来

如果月经一向来得很准，这次突然过去了十几天还不来，即使偶有出血或出血量很少，也应注意检查是不是怀孕了。

✳ 基础体温持续在高温段

体温到了该来月经时仍然保持在高温段，如果此现象持续15～20天，就可以考虑已经怀孕。基础体温无规律者，也可以根据觉得身体发热、无力等感觉，结合基础体温表，判断是否怀孕。

✳ 早孕反应

大多数女性一旦怀孕，在停经后40天左右开始出现恶心、呕吐、吃东西不香、想吃酸的、行动有气无力等现象。这些现象多半在早晨起床后几小时内比较明显，叫做早孕反应。

需要注意的是，在准妈妈未有任何自觉怀孕症状前，有些人的身体会有发热、慵懒困倦及难以入睡的症状，由于一时未察觉是怀孕，许多人会误以为是患了感冒。所以在此阶段，千万不要随便吃药。

芝宝贝提醒

由于现代女性营养较均衡、体质健壮，也有许多准妈妈并无任何"害喜"症状出现。

✳ 乳头、乳晕及乳房变化

孕早期，乳头、乳晕、下腹中央及外阴等部分的皮肤，会因激素分泌增加的刺激而产生黑色素细胞，使乳晕变得较广、乳头变大，而且颜色加深。此时胸部常有胀痛感，随着孕期的延长，乳房会变大，摸起来有结块的感觉。女性也可凭此推断是否怀孕。

♥ 如何确定是否怀孕

一般有四种方法检测是否怀孕：尿液检查、B超检查、妇科检查和血液化验检查。

尿液检查是最常见的检查方法，且可通过早孕试纸在家中检测，也可在医院检测，为提高准确性，最好用清洁的中段晨尿检测。尿液检验结果为阳性，证

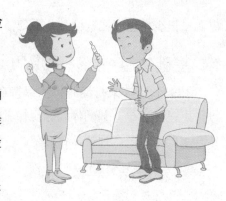

明已怀孕，如为阴性，应在1周后复测，检验结果一般是可信的，但为排除异位妊娠，仍需要到医院进检查。

B超检查是诊断早期怀孕的快速、准确的方法。阴道超声较腹部超声诊断早孕可提前1周。子宫内出现妊娠囊是超声诊断中最早出现的影像。

通过妇科检查方法来确定怀孕一般在停经40天左右。

近年来许多医院都能用放射免疫方法来检查有无怀孕。这种方法是利用放射性同位素测定血液中有无微量的绒毛膜促性腺激素，一般在停经后4～5天就可以查出是否怀孕。

与怀孕相关的时间

胎儿在母体内生长的时间：40周，即280天。

预产期计算方法：末次月经首日加7，月份加9（或减3）。

早孕反应出现时间：停经40天左右。

早孕反应消失时间：怀孕12周左右。

首次产前检查时间：停经3个月左右。

自觉胎动时间：怀孕16～20周。

胎动正常次数：每12小时30～40次，不应低于15次。计算方法是早、中、晚各测1小时，将测得的胎动次数相加乘以4。

早产发生时间：怀孕28～37周。

胎心音正常次数：每分钟120～160次。

过期妊娠：超过预产期14天。

临产标志：见红，阴道流液，腹痛，每隔5～6分钟子宫收缩1次，每次持续30秒以上。

产程时间：一般初产妇为12～16小时，经产妇为6～8小时，总产程不超过24小时。

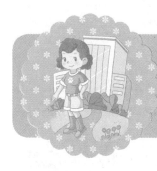

孕早期的各种变化

身体会发生什么变化

一旦怀孕，准妈妈的身体就会发生变化以支持不断长大的胎儿。由于要支持两个个体系统，身体所有器官的负担都加重了：心脏要泵出、泵进更多的血液，脉搏每分钟约增加10次，呼吸频率也会加快以便为胎儿吸入更多氧气、排出更多的二氧化碳；代谢率增加10%～25%；心率增加10～15次/分钟；子宫肌纤维增厚加长；乳房变大变柔软；乳晕颜色加深，乳腺导管增加。除此之外，怀孕也会引起很多因人而异的情绪反应。

出现了早孕反应

停经6周左右的准妈妈，常会出现恶心、胃口差、消化不良或呕吐，吐出胃内容物或黄绿色苦味液体。此时，准妈妈对一些气味特别敏感，如烧饭气味、油腻味等都可引起恶心。有时饮食的嗜好会突然改变，出现挑食、偏食、嗜酸辣，或想吃一些过去不喜欢吃的东西。还可能出现头晕、头痛、失眠、乏力、畏寒、烦躁、忧虑或便秘等。有些准妈妈感到舌干或有流口水等情况。这些都是孕早期特有的症状，称为早孕反应。这种反应多持续4～6周后逐渐缓解。少数准妈妈的早孕反应会持续更长的时间，甚至到怀孕5～6个月才好转。当然，还有少数准妈妈可能没有任何反应，也属于正常。

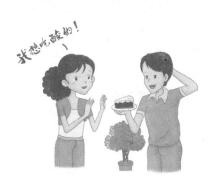

严重的早孕反应需要及时治疗

早孕反应不是病，它的发生原因目前还不清楚。一般认为与绒毛膜促性腺激素的刺激、胎盘激素的影响、准妈妈的自主神经功能失调以及精神因素等有关。

早孕反应持续的时间、症状，反应的程度因人而异，一般不需治疗，经过数周即可自行缓解。仅有少数准妈妈早孕反应严重，比如，不能进食，频繁呕吐，甚至吐出胆汁或咖啡色的东西，并出现皮肤干燥、眼窝下陷及体重明显减轻等。如果属于这种情况，准妈妈应及时就医诊治。

如何减轻早孕反应

✻ 加强身体锻炼

准妈妈应加强孕前的身体锻炼，特别要培养不挑食的习惯。因为体质较差的人，环境稍微一变，就会因为不适应而生病。

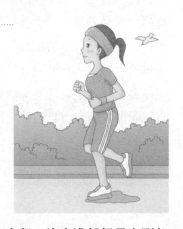

✻ 注意饮食搭配

在饮食上注意合理搭配，准妈妈应尽量少吃油腻、腥味的食品，以清淡可口的食物为主，每日少食多餐。许多准妈妈早上刚起床时很容易感觉恶心或想呕吐，这常常是因为空腹的原因。晚上睡觉前可在床头放些爱吃的食物，早上一醒来就放入口中，这样就会使恶心感得到缓解。

✻ 保持心情舒畅

准妈妈首先要知道这些反应不是病，然后可以采取转移注意力的办法，如和丈夫一起去看电影、去朋友家做客、逛公园、观花赏景等。同时，坚持进食，牢记吃饭是为了宝宝的健康发育。

丈夫应该体贴关心妻子，多陪她出去

芝宝贝提醒

因为每个人的情况不同，有人有反应，有人无反应，且反应的时间长短不一，但只要在各方面尽可能地消除产生早孕反应的原因，就一定能顺利地度过反应期。

散散心，对妻子因早孕反应造成的烦恼多采取谅解、忍让的态度，这都是帮助妻子尽快度过早孕反应期的有效方法。

总感觉疲劳睡不够

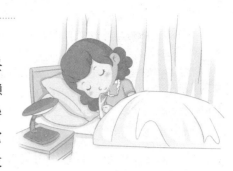

准妈妈在最初怀孕的几周里，无论昼夜，都会感到疲劳：90%的准妈妈会觉得懒散、浑身无力。这首先是由于体内激素导致胎盘分泌出很多准妈妈必需的激素。它们被输送给身体各处，使身体像是一个发电站，处于不断的运动状态。尽管准妈妈在这一期间经常感到疲劳，常常想睡觉，准妈妈却不一定能在这一时期得到理想的休息。另外，伴随怀孕的一些现象，诸如恶心、呕吐等，也会影响睡眠的质量。

如何让准妈妈夜夜好睡眠

❋ 想睡就睡

早一点上床睡觉。准妈妈身体的工作量逐渐加大，需要更多的休息，应尽量避免熬夜。

❋ 保持睡前放松

睡前要保持情绪放松，避免睡前过于兴奋。

❋ 将室内温度降低

激素导致准妈妈体温略微增高，这样会影响睡眠质量。降低室温可以使人心平气和，易于入睡。

❋ 不必过分在意睡姿

虽然这个阶段是胎儿成长发育非常关键的时期，但是因为他还小，可以受到妈妈盆腔的保护，所以外力或是准妈妈自身的压力并不会对胎儿造成伤害。因此准妈妈尽可以选择让自己舒服的体位，无论是仰卧还是侧卧都可。

❉ 养成睡午觉的习惯

如果准妈妈还在工作，午睡就显得格外地重要了。其实只需要靠在一个地方，小睡20分钟，或者闭目养神，就可以有效地缓解疲劳感。

♡ 穿衣服时感到腰部发紧

孕早期发生这种情况，除非是双胞胎或者三胞胎，否则一般来说不会由准妈妈的身体变化引起。有时候引起这种感觉的原因是肠子发生了变化。孕激素会作用于小肠引起排气和便秘，使准妈妈觉得腹胀。多吃高纤维食物和果汁可以缓解这种状况。但孕早期不要吃过多东西，因为胎儿并不需要那么多，而且食用过多会导致肥胖。

♡ 尿频

这种情况出现的原因是孕早期子宫慢慢变大时，造成盆腔内器官相对位置的改变，导致膀胱承受的压力增加，使其容量减少，即便有很少的尿也会使准妈妈产生尿意，进而发生尿频；身体中激素分泌的改变也是尿频的原因之一。孕中期时，情况会好一些，因为这时子宫已出盆腔，缓解了对膀胱的压力。但在孕晚期，逐渐长大的胎宝宝开始压迫膀胱上方，尿频又会出现。孕期的女性很容易发生泌尿系统感染。若准妈妈排尿时有刺痛感、小腹痛或血尿，意味着可能患泌尿系统感染。

准妈妈要注意预防泌尿系统感染的发生，平时要多饮水，使尿量增加；每日要换洗内裤，用温开水清洗外阴部，每天1～2次；节制性生活。

孕期感染很常见，准妈妈要特别注意保持外阴部的清洁，睡觉时应采取侧卧位，以减轻对输尿管的压迫，使尿流通畅。另外，加强营养，增强体质也很重要。如果发生了泌尿系统感染，要尽快就医。

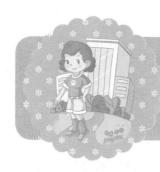

营养饮食

准妈妈饮食注意事项

处于孕早期的准妈妈，大都会出现胃部沉重感、食欲不振、恶心甚至呕吐现象。为了不使准妈妈的健康及胎儿的成长受到较大影响，就得设法进食以获取营养。

✳ 饮食不要求规律化

准妈妈想吃就吃，每次进食量少一点，可以多吃几次；不必过分考虑食物的营养价值，只要能吃进去就可以。待孕期的顺延，再恢复正常的饮食规律。

✳ 常备爱吃的食品

空腹时即感胃部不适、恶心者，应事先准备一些自己爱吃的食品，如饼干、点心或酸奶等，放于床旁，可随时取用。这样有助于抑制恶心、呕吐。

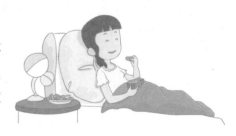

✳ 设法增进食欲

饮食要根据准妈妈的爱好适时进行调换。如喜食酸者，可准备些酸梅、柑橘或在菜肴中加醋；喜冷食者，可做些凉拌菜，如凉拌豆腐、黄瓜、西红柿，以及冰酸奶等。不断改善烹调方法，促进准妈妈的食欲。

✳ 避免便秘

因便秘可导致腹胀而引起更多不适，在平时要多吃蔬菜、水果及含纤维素的食品，并多饮水以预防便秘。

✳ 补充水分

除进食水果、汤菜、牛奶外，还可饮淡茶水、酸梅汤、柠檬汁，甚至糖盐水以补充水分，避免由于摄入量少及频繁呕吐引起脱水。

芝宝贝提醒

某些准妈妈因早孕反应，怕油腻，喜清淡，造成热能摄入不足，缺乏必需脂肪酸，这对于胚胎发育和母体健康不利。因此，应当采取适当的烹调方法，使食物油而不腻、清爽适口。碳水化合物主要来源于蔗糖、面粉、大米、玉米、小米、甘薯、土豆、山药等，它比脂肪容易消化，在胃内停留时间较短，能缓解早孕反应。

♥ 孕期要摄入哪些营养素

准妈妈在孕期要摄入以下营养素：

✳ 蛋白质

蛋白质是直接构成组织器官的基本物质，是参与生长发育的重要营养物质。孕期每天需要优质蛋白质（含人体必需氨基酸的蛋白质）75克左右（非孕期50～60克），才能满足准妈妈的需要。优质蛋白质主要来源于动物性蛋白，如蛋、肉、奶类。植物蛋白质在人体内的吸收利用率不如动物蛋白质高。

✳ 脂肪

脂肪能供给较多的热量，准妈妈每日所需脂肪为60克左右（非孕期30～50克）。脂肪太多会导致肥胖。动物性脂肪来源于猪油、肥肉等；植物性脂肪来源于豆油、菜子油、花生油、橄榄油、核桃及芝麻等。

✳ 糖类

粮食、土豆、甘薯等均含糖，是产生热量的主要来源。由于母体及胎儿需要的热量增加，代谢也增加，所以，平均每天要吃主食（谷类）300克，活动量大者可以适当增加。

✳ 无机盐

无机盐是构成人体组织及维持正常生理功能的必需的元素，必须摄入足够的钙、铁及适量的钠等。孕期准妈妈需要的钙量明显增加，食物中以牛奶及虾皮的含钙量高，且容易吸收，最好每日喝牛奶250～500毫升，必要时服钙剂补充。准妈妈对铁的需要量也增加，为预防贫血，应多食含铁丰富的猪肝、瘦肉、蛋黄、菠菜、胡萝卜等。钠与身体的新陈代谢，特别是水代谢关系密切，过多会引起水的潴留及水肿。同时，准妈妈宜采用低盐饮食。

✳ 维生素

缺少维生素会引起代谢紊乱。维生素存在于多种食物中，如蛋、肉、黄油、牛奶、豆类及各种新鲜的水果与蔬菜。

✳ 微量元素

碘、镁、锌、铜等微量元素，对准妈妈及胎儿的健康也是不可缺少的。海产品中含碘多，动物性食物、谷类、豆类和蔬菜等含有镁、锌、铜等较多。

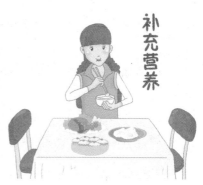

♥ 准妈妈如何补钙

准妈妈非常容易缺钙，在整个孕期，准妈妈对钙的摄入量为1000～1500毫克，比孕前增加1倍。

钙的主要食物来源：牛奶和乳制品、小虾皮、海产品、豆制品、深绿色的叶菜等。有些蔬菜，如菠菜、苋菜、大蕹菜等，虽然含钙较多，但因含草酸盐甚高，与钙结合易形成不溶性草酸钙而不利于钙的吸收。粮谷类食品则因含植酸盐高，亦不利于钙的吸收和利用。

除了每天从食物中获取钙，比如，保证喝500毫升牛奶或250毫升豆浆外，准妈妈还要进行户外活动，接受阳光中紫外线的照射，使体内产生促进钙吸收的维生素D。准妈妈还可以在医生指导下服一些钙片和维生素D，以促进钙的吸收。

另外，还要做适当的运动。每天应坚持散步30～40分钟；天气晴好时可在户外做孕妇保健操。

♥ 准妈妈如何补铁

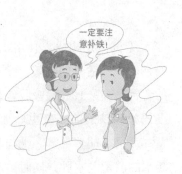

一定要注意补铁！

　　如果准妈妈在饮食中缺铁，会出现缺铁性贫血。在我国，这一疾病的发病率比较高，在有的地区可达50％左右。主要症状为食欲不振、疲乏无力、心慌气短、躁动不安、耳鸣、头晕、怕冷等。

　　此外，如果准妈妈在孕期膳食补充的铁量不足，往往会出现毛发变脆、脱落，注意力分散，面色苍白等现象。

　　富含铁的食物来源有瘦肉、动物肝脏、金枪鱼等；蔬菜类有菠菜、油菜、芹菜等。相比起来，来自动物性食物的铁比来自植物如豆类和干果类的铁更容易被吸收。富含铁的食物与富含维生素C的食物搭配食用，吸收率较高。

芝宝贝提醒

　　我国营养学会推荐准妈妈每日铁摄入量为18毫克。准妈妈要坚持这一标准，防止缺铁症状的发生，为胎儿提供优良的母体生长环境。

♥ 准妈妈如何补锌

　　孕早期正是胚胎形成、器官分化、初具人形的时期，如果准妈妈体内锌含量不足，会影响胚胎发育和形成，引起胎儿畸形并容易引起妊娠并发症，甚至会导致新生儿出生缺陷，如室间隔缺损、主动脉狭窄及尿道下裂、睾丸发育不良（如隐睾）、骨骼及肾脏畸形、先天性中枢神经系统畸形等。锌对胎儿的脑组织发育非常重要，准妈妈在孕期缺锌将对胎儿的大脑发育造成损害。

　　通常，准妈妈对锌的需求量很大，用来保证胎儿的正常发育，使胎儿的肌肉有弹性、性器官发育完善，避免胎儿出生后食欲不振、味觉能力低下、发育迟缓甚至侏儒症的发生。合理补充锌可降低畸形儿、早产儿、死产儿的概率，维持宝宝健康的生长发育，直至出生。

　　孕期适当补锌应以食补为主。食物中锌的含量，以牡蛎最高，其他海产品和肉类次之。以下食物含锌量比较高：植物食品，如黑芝麻、糯米、黄豆、毛豆、荞麦、黑麦、小麦、玉米、花生米、核桃仁、紫菜等；动物食品，如猪心、猪排、猪蹄、猪腿肉、猪肝、猪舌、羊肉、牛肉、鸭肉、鸡蛋、鲫鱼等。

准妈妈如何补镁

孕期缺乏镁，会干扰准妈妈神经系统、肌肉的正常功能，使人体出现情绪躁动、手足抽搐、记忆力下降、失去方向感等现象。此外，镁缺乏还会导致牙釉质损伤，皮肤、指甲和头发黯淡无光。

含镁最多的首先是植物类食物，其次是肉类和肝脏类食物，而乳制品中镁的含量很少。其中，肉类食品中的镁利用率为31%～40%，蔬菜、水果等的镁利用率相对偏低。

紫菜中镁含量最高，每100克紫菜中含镁460毫克，被誉为"镁元素的宝库"。此外，鱼类、肉类、海鲜及冬菜、辣椒、蘑菇、豇豆、苋菜、小麦粉、小米、荞麦面、玉米、高粱面、燕麦、土豆、黄豆、蚕豆、黑豆、豌豆、豆腐、苹果、杏、香蕉、芝麻、杏仁、核桃仁、花生等都含有较多的镁。

芝宝贝提醒

中国营养学会建议，成年女性每日需摄入300毫克镁，准妈妈及哺乳期女性每日需摄入450毫克镁。

准妈妈如何补铜

铜缺乏是引发早产的原因之一。

母体铜不足会累及胎儿缺铜，从而影响胚胎的正常分化与胎儿的健康发育，有可能造成胎儿畸形或先天性发育不足，并导致新生儿体重减轻、智力低下及患缺铜性贫血。研究发现，胎膜早破的准妈妈在孕晚期血清铜的含量会下降，从而延缓胶原纤维的成熟和合成，使胎膜的韧性和弹性降低，容易造成胎膜早破而流产或早产，因此，缺铜与早产有一定的关系。

铜在人体内不能储存，必须每日补充，准妈妈尤其要注意补铜。补铜的途径以食为主，日常饮食中，海产品和动物肝脏中的含铜量较高，其中牡蛎中的含铜量最高，虾、贝类、鲑鱼、海带中也含有一定量的铜。其次，谷物类，如大麦、燕

芝宝贝提醒

我国营养学会推荐，准妈妈宜每日摄入2～3毫克的铜元素。

麦、全麦等；豆类食品，如大豆；以及干果类食品，如葡萄干、坚果、杏仁、莲子等；蔬菜类，如绿花椰菜、萝卜、卷心菜、大蒜、扁豆等，都富含铜元素。

❤ 孕期为什么要补充维生素

维生素是人体不可缺少的结构复杂的有机物。与人体所需的碳水化合物、蛋白质和脂肪相比，人体对维生素的需求量是相当少的，只能用毫克或微克来计算。虽然人体对其需求量小，却不能缺少任何一种维生素，否则会使全身陷入危险状态。维生素能维持细胞的正常功能，调节人体的生理机能，促进人体的健康发育。对人体影响较大的维生素主要有维生素A、B族维生素、维生素C、维生素D四大类。另外，还有维生素E、维生素K等。它们就像润滑剂一样，使人体正常地不断地运转。准妈妈若缺少维生素，会对胎儿造成很多不良影响。

❤ 矿物质对准妈妈有什么作用

矿物质又称无机盐，和维生素一样，是人体所必需的元素。人体内有50多种矿物质，它们虽然在人体内仅占4%，但却是人体所必需的。矿物质和酶结合，能帮助代谢。酶是新陈代谢过程中不可缺少的蛋白质，而使酶活化的则是矿物质。如果矿物质不足，酶就无法正常工作，代谢活动也就无法进行。

准妈妈矿物质的摄取对宝宝的成长发育有着至关重要的作用。如果准妈妈缺乏矿物质，会导致妊娠合并贫血、小腿抽筋、睡眠质量差、容易出汗等症状发生。并且还会使宝宝先天性疾病的发病率增加，所以准妈妈一定不可忽视对矿物质的摄取。

❤ 孕早期适宜吃哪些食物

✳ 水果

多吃水果对胎儿大脑的发育有很大的好处。胎儿在生长发育过程中，细胞不断生长和分裂，需要大量的热量和蛋白质，而且合成细胞的每一个步骤都需要大量天然的有机化合物来促成，这种具有催化作用的特殊物质就是维生素。而水果中含有丰富的维生素，因此多吃水果可促进胎儿大脑发育。

❋ 小米、玉米

每100克小米或玉米中蛋白质、脂肪、钙、胡萝卜素、维生素B_1及维生素B_2的含量均超过大米、面粉等。营养学家指出，小米和玉米是健脑、补脑的有益主食。

❋ 海产品

海产品可为人体提供易被吸收利用的钙、碘、磷、铁等无机盐和微量元素，对于大脑的生长发育、防治神经衰弱有着极好的效用。

❋ 黑芝麻

黑芝麻中含有丰富的钙、磷、铁等微量元素，同时含有优质蛋白质和近10种重要的氨基酸，这些氨基酸均为构成脑神经细胞的主要成分。

❋ 核桃

核桃营养丰富，对大脑神经细胞发育有益。核桃中的磷、铁、维生素A、维生素B_1、维生素B_2等营养成分含量也比较高。

❋ 黑木耳

黑木耳具有清胃涤肠、滋补、助消化、益气、养血、健胃、止血、润燥、清肺、强智等疗效，可用于滋补大脑和强身，还可以和其他菜肴配合烹调。黑木耳炖红枣，具有止血、养血之功效，是孕产妇的补养品；木耳同黄花菜共炒，可收到补上加补之效。

❋ 花生

花生中含有极易被人体吸收利用的优质蛋白。花生产生的热量高于肉类，是牛奶、鸡蛋等无法与之相媲美的。花生中还富含各种维生素、糖、卵磷脂和人体必需的蛋白氨基酸、胆碱等。

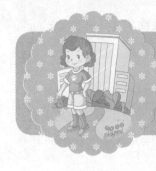

护理要点

❤ 性生活的注意事项

准妈妈怀孕后因为身体内分泌机能发生改变、早孕反应和顾及对胚胎的影响，对性生活的要求和性反应会降低。

怀孕前3个月，由于胎盘尚未发育成熟，胎盘与子宫壁的连接还不够紧密，并且此时孕激素分泌不足，不能给予胚胎强有力的保护，如果此时进行性生活，可能造成流产。另外，怀孕早期不当的性生活还可能引起阴道感染。准爸爸应该体谅准妈妈，为了准妈妈和胚胎的健康，孕早期尽量减少性生活。

如果有性生活，应以每月不超过4次为宜，并且应采取不压迫腹部的体位，动作要缓和，避免剧烈刺激。每次性生活的时间最好不超过10分钟。准妈妈在同房后应立即排尿并清洗外阴，以防引起上行性泌尿系统感染和宫腔内感染。

孕期同房最好使用避孕套或做体外排精，不让精液进入阴道。因为男性精液中的前列腺素被阴道黏膜吸引后，可促使子宫发生强烈地收缩，这不仅会引起准妈妈腹痛，还易导致流产、早产。

如果准妈妈有流产史或在怀孕初期出现任何阴道出血的症状，此时应免性生活。

很多努力了很久才成功怀孕的准妈妈，会格外地小心翼翼，觉得怎么谨慎也不过分。她们的丈夫也可能很紧张，生怕一不小心造成流产，因而对怀孕早期的性生活心存担忧。在这种情况下，性生活可能影响你们的情绪，甚至不利于夫妻关系的维护。

怀孕早期的性生活主要还看准妈妈的身体状况及双方的意愿。准爸爸和准妈妈可以跟着感觉走，如果觉得有不对劲儿的地方，不妨推迟孕后性生活的时间。

营造适合准妈妈居住的环境

准妈妈的居住环境应注意以下几个方面：

房间整洁、通风：不要求豪华漂亮，但要求有较好的通风条件，室内应整齐清洁，舒适安静。

温度保持适宜：冬季最好在18℃～22℃；夏季宜保持在26℃～30℃。温度太高，人会感到精神不振、头昏脑涨、心情烦躁；温度太低，人又会缩手缩脚、感觉全身不适。如温度不适，准妈妈可自行调节，比如，夏天室温高，可开窗通风，亦可使用电风扇或空调。要避免温度过低或对着电风扇直吹，以免着凉感冒。冬天采用暖气、空调或烧煤取暖。烧煤取暖者应注意防止发生一氧化碳中毒。

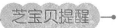

芝宝贝提醒

一氧化碳中毒造成的缺氧对母体和胎儿均有害。即使在冬天，也不要忘记定时开窗通风。

湿度适宜：室温在25℃，适宜的空气湿度是40％～50％。室温偏低，空气湿度的要求也相应低；反之要高些。根据室温的变化，宜将空气湿度控制在30％～60％。空气湿度过低，人们会感觉口干舌燥、喉痛，甚至流鼻血等。若湿度不适，准妈妈可自行调节，比如，室内比较干燥，可以在暖气上放水槽、室内摆水盆或地上洒水，或使用加湿器等。若室内湿度过高，衣服、被褥发潮，甚至发霉，人会感到身体不适，肢体、关节酸痛等。调节的办法是移去室内潮湿的物品及沸腾的开水，打开门窗通风，以散发潮气。

准妈妈不要使用电热毯

孕早期，如果准妈妈受热或因剧烈活动使体内温度上升2℃，就容易造成胎儿脑细胞死亡，从而影响胎儿的大脑发育。而电热毯在加热后的温度远远高于这个温度，另外，电热毯通电后，会产生电磁场，影响胎儿骨骼发育，导致胎儿畸形。所以，准妈妈最好不要使用电热毯。

❤ 准妈妈使用微波炉安全吗

　　微波炉作为现代家庭常用电器构成了准妈妈生活环境的一部分，因此了解安全使用微波炉对准妈妈和胎儿是十分必要的。过量的无线电波辐射会使准妈妈的中枢神经系统发生机能障碍和自主植物神经紧张失调，这都是不利于准妈妈身体健康的因素。其临床表现为头昏目眩、周身无力、容易疲劳、睡眠不良、记忆减退、手指微颤等，有的还会引起多汗、脱发、消瘦等。对胎儿来说，如果接受的微波炉辐射过多，也会影响其生长发育。这些危害并不一定非常严重，但任何一种形式的高强度辐射持续作用，都会对准妈妈和胎儿产生不利影响。

芝宝贝提醒

　　使用时间过久的微波炉最好不要再用。漏风、漏气的微波炉的辐射更大，所以凡是关不上或关不严门的微波炉都不要使用。

❤ 准妈妈不宜久看电视

　　虽然电视的信息容量大，内容丰富多彩，但是准妈妈看电视不能太久，否则，电视屏幕发出的射线会对胎儿产生不良影响。另外，电视机工作时会产生高压静电，使室内阳离子饱和，空气中的负离子缺乏，干扰准妈妈的情绪及新陈代谢，影响胎儿的大脑发育。有专家对在电视机前工作每周超过20小时的1.4万名工人做过调查，发现他们的健康状况比一般人差。其中准妈妈有90%出现不良反应，容易导致流产和早产，严重者出现宝宝骨骼畸形。据报道，美国18名在彩

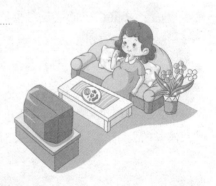

芝宝贝提醒

　　准妈妈看电视要有良好的习惯：不要离电视机太近，室内要有适当照明，坐的姿势要正确，不要长时间连续收看，避免看刺激性强的电视节目，以免引起疲劳和精神紧张，从而影响休息、睡眠及身体健康。

电荧光屏前工作的准妈妈，1年之内竟有7人流产，1人早产，3人产下畸形宝宝。

准妈妈如何选择交通工具

准妈妈远距离外出时，要乘车、船、飞机等，因此，必须选择适当的交通工具，并掌握乘坐知识，以免发生意外。

如果准妈妈在孕期是骑自行车外出或上下班，最好在孕早期和临产前3个月别骑自行车，以免造成流产或早产。其他月份如果骑自行车，要选择高矮合适的车，在比较平坦的路上小心慢行，以免发生意外。

准妈妈乘坐汽车时，要系好安全带。为了避免疲劳和出现腰疼，可用一个垫子放在腰部后面。在行进2小时左右，下车走动5～10分钟，活动一下身体。

乘火车对准妈妈来说比较安全，缺点是使人感到疲倦和背疼，所以最好坐卧铺，便于休息。

对于长途旅行，乘飞机是最好的选择，因为它速度快，是耗费体力最少的交通工具。但是，从怀孕8个月开始，就不宜再乘飞机了，以免途中发生意外。

乘船旅行很辛苦，准妈妈应尽量避免。确需乘坐时，要与船上的医生联系好，注意防止晕船。

选择适合自己的孕妇装

孕期，女性应该比平常更注意穿着与打扮，让自己愉快且充满自信地度过孕期。因此，准妈妈不妨为自己选购一些大方美丽且又舒适的衣服。

选择孕妇装时，应首先考虑宽大，容易穿脱。选择上下身分开的套服比较方便，即使不是孕妇装，短裤配上衣，披风配套服等也都是容易穿脱的服装。其次要根据个人爱好，选择那种穿

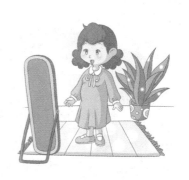

在身上能够体现出胸部线条的衣物，使鼓起的肚子显得不太突出的样式。服装的立体轮廓最好呈上小下大的"A"字型。孕妇装要以简单朴素为原则。颜色以能使精神振奋的色彩为好，大红、大绿且稍花的图案会增加准妈妈的臃肿感，条状

花纹能使准妈妈相对苗条一些。

有很多孕妇装可以说是非常时尚的。讲究穿着的准妈妈不妨随着怀孕周数及季节的变化，为自己购买一些流行的孕妇装。

此外，有的时候亦可以参考服装杂志上的孕妇装为自己购买服装。

经常需要出席正式场合的准妈妈，也可选择套式的孕妇装，体现职业妇女的自信。

芝宝贝提醒

购买孕妇装前应先清点衣柜，看哪些衣服是怀孕后还可以继续穿的；先分门别类，再考虑需要添购的数量，以免造成不必要的浪费。购买时要注意季节。选购孕妇装时，首先要重视衣服的面料、气味，再注重款式，尽量选择品牌服装。

选择舒适的鞋子

准妈妈穿鞋首先要考虑安全性，选择鞋子时应注意以下几点：

● 脚背部分能与鞋子紧密结合。

● 有能牢牢支撑身体的宽大的后跟。

● 鞋后跟的高度在2～3厘米。鞋跟不宜过低，否则走路时容易疲倦。

● 鞋底带有防滑纹。

芝宝贝提醒

随着孕周的增加，脚心受力加重，会形成扁平足，这是脚部疲劳、肌肉疼痛、抽筋等的主要原因。因此，应该想办法保持脚底的弓形。可用2～3厘米厚的棉花团垫在脚心部位作为支撑，这样就不容易疲劳。

到了孕晚期，脚部浮肿，要穿稍大一些的鞋子。

● 能正确保持脚底的弓形部位。宽窄、长度均合适，鞋的重量较轻。

按照上述条件，高跟鞋、容易脱落的凉鞋等都不适宜。特别是高跟鞋，穿着时腰板和后背都难受地直立支撑着，是造成准妈妈腰疼的原因之一。后跟太低的鞋子也不好，容易使准妈妈感到疲倦。此外，尼龙袜容易滑脚，最好不穿。

孕期也要注意皮肤保养

准妈妈的新陈代谢旺盛，容易流汗，皮肤分泌物增加，所以必须格外注重清洁。此时脸部肌肤容易过敏，所以，最好使用平日习惯的化妆品，以免引发皮肤病。

在饮食方面，要均衡摄取营养，不食刺激性食物，多摄取富含维生素C及B族维生素的食物与水果，并避免过度劳累。充足的睡眠是美容的最佳方法，怀孕时期尤其重要。

由于激素的作用，怀孕期间色素特别容易沉淀，使得雀斑、黑斑看起来极为明显。外出的时候，准妈妈最好戴上帽子或者打伞，避免紫外线的照射。

怀孕期间每天进行脸部按摩，也是非常重要的。这样做既可加快皮肤的血液流通，增进皮肤的新陈代谢，又能预防皮肤病，保护皮肤的细嫩，使皮肤的机能在产后早日恢复。

怀孕以前一直坚持按摩，孕期应该做得更勤；以前没有做过的人，从知道自己怀孕的时候起，就应该开始做了。

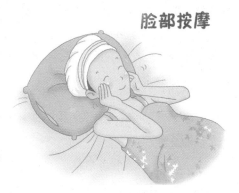

脸部按摩

按摩时，要先用洁面膏擦掉脸上的污垢；用香皂或洗面乳把脸洗干净后将水擦干；在脸上均匀地搽上按摩膏，然后用中指和无名指从脸的中部向外侧螺旋式按摩；按摩完了，要记住用热毛巾擦拭。

准妈妈应慎用化妆品

以前习惯使用的化妆品，即使在怀孕之后，仍然可以继续使用。尤其是一些基础护肤品及保养品，最好不要随意改变。

不过，准妈妈与其使用化妆品来装扮自己，还不如一切保持自然。

怀孕期间，有的准妈妈面部没有光泽，化妆时应强调明快、清爽的感觉，并注意整体装扮上的协调。准妈妈千万不要浓妆艳抹，以免刺激皮肤，产生过敏现象。

孕期不宜烫染头发

由于每个人对于染发药水的反应不一样，所以在怀孕期间最好避免烫发或染发，免得起斑疹。尤其是孕早、晚期，更应该尽量避免。

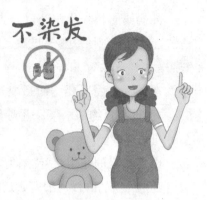

此外，无论是到美容院洗头发，或是烫染头发，都最好告知理发师自己已怀孕。

到了孕晚期，因为腹部太大，懒得弯腰了，这时洗头应该站着洗，不能因为洗头使腹部受到压迫，以免诱发早产。

改变发型是转换心情的一种不错的方法。留短发，洗头和梳理都方便。如果想留长发，就索性让它长一点，半长不短的头发更不好梳理。从怀孕晚期到产后恢复阶段，最好是将长发剪成短发。

准妈妈洗澡注意事项

准妈妈由于新陈代谢迅速，皮肤的分泌物比平常要多，所以一定要注重皮肤的清洁与保养。

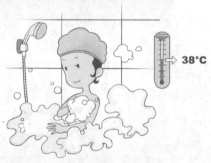

洗澡既可使全身清洁，又能促进血液循环，对消除疲劳也有效。准妈妈最好每天都能洗澡。如果办不到，可冲澡或用温水擦身，特别是外阴部，一定要每天洗。

此外，汗污、皮脂、白带以及怀孕20周左右出现的乳汁分泌物等，容易弄脏内衣，所以每天都应换洗内衣。

洗澡时不要长时间泡在水里，水温不要太热，也不要太凉。因为长时间泡在水里反而不易于消除疲劳，还容易引起头晕，而水太热或太凉同样都有造成流产的危险。

在澡堂洗澡时，要掌握好时间，如在冬天，应特别注意洗澡后别着凉。

♥ 情绪不好会影响胎儿健康

有的女性怀孕后，有时脾气很坏，好发脾气，易动怒，喜欢和丈夫或他人吵架，弄得与丈夫、他人关系紧张。准妈妈发怒，不仅有害于自身的健康，而且会殃及胎儿。准妈妈发怒时，血液中的激素和有害化学物质浓度会剧增，并通过"胎盘屏障"进入羊膜，使胎儿直接受害。发怒还会导致准妈妈体内血液中的白细胞减少，从而降低机体的免疫力，使后代的抗病能力减弱。

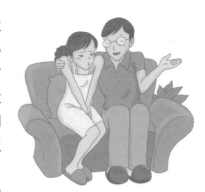

♥ 参加孕期保健课程学习的最佳时间

知道自己怀孕后就应该及时参加孕期保健课程。孕期保健课程一般在孕早期、孕中期、孕晚期各进行一次。

✽ 孕早期保健课程

此阶段主要课程有：孕期营养、孕期感染对妈妈和胎儿的影响、孕期体重监测的重要性与方法、孕期心理卫生、孕期运动与分娩的关系、有备分娩等。

✽ 孕中期保健课程

此阶段主要课程有：孕晚期自我监护、了解分娩过程、剖宫产对妈妈和孩子的影响、影响分娩的因素、丈夫在分娩中的作用、镇痛助产等。

✽ 孕晚期保健课程

此阶段主要课程有：母乳喂养的好处与方法、产褥期保健、新生儿常见疾病、入院流程及医院环境介绍、早期教育的重要性等。

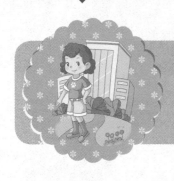

疾病防治

♥ 准妈妈用药的原则及注意事项

合理地用药可以治疗疾病，不当地用药会给母婴带来危害。怀孕期间的用药既要对准妈妈本人无明显不良反应，还必须保证对胚胎、胎儿和新生儿无不良影响。因此，用药要将母婴安全放在首位，一定要合理用药，即根据准妈妈所患疾病的具体情况，正确选择对胚胎、胎儿无害，又对准妈妈所患疾病最有效的药物，采用因人而异地制订治疗方案，特别强调随着病情变化及时更换药物。孕期用药要注意如下几点：

1. 在孕期，如果能用一种药物，就避免联合用药。

2. 能用疗效肯定的老药，就避免使用尚难确定对胎儿有无不良影响的新药。

3. 能用小剂量药物，就避免使用大剂量药物。

4. 若怀孕早期因准妈妈病情需要必须使用对胚胎、胎儿有害甚至可能致畸的药物，则应该先终止怀孕，然后再用药。

芝宝贝提醒

一般情况下，准妈妈应尽量避免服用泻药。果导片等刺激类泻药会对肠壁产生强烈的刺激，稍微过量就会引起腹痛，甚至盆腔出血，应禁用。膨胀性泻药内含大量纤维，能吸收水分，软化粪便，轻度刺激肠蠕动，缩短排便时间，可酌情选取。液体石蜡等润滑性泻药刺激性相对较小，可选用。值得注意的是，孕晚期准妈妈应禁用泻药。

♥ 如何正确看待孕期用药

准妈妈、准爸爸都担心怀孕期间用药会影响胎儿的生长发育，但却常常忽略了疾病本身对胎儿的影响，一味地拒绝使用药物治疗，甚至不到医院就诊，这样很可能延误准妈妈的病情。

月经周期正常的女性，在停经10天内用药问题不大，不必恐慌。在10～100天之内（3个月之内）胚胎发育较快，对药物很敏感，最好禁用。在3个月以上，除中枢神经系统外，胎儿的各个系统基本发育完成，用药对胎儿影响就会大大降低。如果遇到孕期误服药等情况，最好尽早到大医院产前诊断中心，将详细的服药时间和服药数量提供给医生。

宫外孕是怎么形成的

正常受精的受精卵，是一边分裂一边在输卵管纤毛细胞的蠕动下向子宫运动，经过3日便到达子宫体，要经2～4日后在子宫内膜着床。如果受精卵因某种原因而着床发育于正常位置之外，就称之为宫外孕。最常见的宫外孕情形是输卵管妊娠，此外还有卵巢妊娠、腹腔妊娠和子宫颈妊娠等。

大部分输卵管妊娠会在怀孕5～12周发生输卵管破裂，导致流产。此时准妈妈会突然出血（腹腔内出血），下腹剧痛，陷于休克状态（呈现心跳加速、出冷汗、低血压、呼吸困难、丧失意识等症状），若救治不及时就有可能导致死亡，因此必须特别留心。

输卵管妊娠是由于输卵管腔道阻塞所引起的。输卵管发炎痊愈后，可能会密结堵塞，使精子无法通过，从而形成不孕症；即使精子可以通过并顺利地受精，但比精子大的受精卵在发育增殖的情况下，无法到达子宫，便在输卵管着床，形成输卵管妊娠。若是腹腔妊娠，胎儿无法经由产道分娩，唯有行剖宫产手术才能解决，但取出胎盘时会造成大量出血、止血困难，只能将胎盘留在腹内，这是手术后需解决的一道难题。子宫颈妊娠也会在孕早期引起大量出血，而且难以止血，唯有施行紧急手术摘除子宫，才能挽回生命。

宫外孕有哪些症状

✽ 停经

一般月经周期会很长，甚至有孕吐的情形。

❋ 下腹突然剧痛

下腹部会突然发生剧痛，严重时还会造成准妈妈昏迷，而大部分情况下准妈妈会感到强烈的疼痛。

❋ 急性贫血症状

腹腔大量出血，所以会呈现出脸色苍白、出冷汗、打哈欠、头昏眼花等现象，甚至还会因呕吐而陷入休克状态。

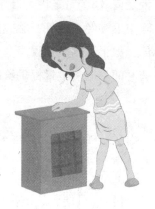

❋ 阴道出血

停经40多天时，有少量阴道出血，多为点滴状，深褐色，量少，不超过月经量。

♥ 什么是流产

流产也称"小产"，是指怀孕不满28周而产生的中断现象，中医称之为"胎漏"。发生于怀孕2～3个月的流产，称为早期流产；怀孕4个月后出现的流产称为晚期流产，连续流产3次或3次以上，称为习惯性流产，也叫复发性流产。流产是孕早期出血的常见原因之一，不但影响女性的健康，而且，当出现急性出血或严重感染时，常会危及生命。

♥ 引起流产的原因

流产是指胎儿在适应体外生活之前，便终止怀孕的状态。就怀孕周数来看，由最后月经算起不足24周，便可称为流产。

❋ 胎儿的原因

胚胎（不足8周）、胎儿异常，染色体发生异常现象，受精卵形成病变、发育不全，这是孕早期发生流产的主要原因。如果胎儿的羊膜、绒毛、羊水过多，胎盘、脐带发生反常现象，或羊水过少、水泡状畸胎（葡萄胎）、胎盘末端血管

（绒毛血管）变质，就会使胎儿无法获得氧气和营养，使其死亡并流产，这是怀孕20周后流产、早产的原因。

✳ 母体的原因

母体方面形成流产的原因，可分为全身性疾病和生殖器官异常两种。

全身性疾病：

● 急性感染症——母体因感染病菌或病毒，造成胎儿死亡或胎盘变质、出血等。

● 慢性疾病——肺结核与癌症会造成怀孕前半期流产，而妊娠期高血压疾病会造成怀孕后半期流产或早产。

● 梅毒——会造成怀孕12周以后的胎儿流产、早产。

● 内分泌功能障碍——缺乏黄体素或甲状腺激素也会造成流产。

● 外界的影响——外伤、过度疲劳、剧烈运动；气候、环境的急剧变化；情绪激动、悲伤、震惊等精神压力以及性亢奋都可能造成流产。若为外界因素影响，一般胎儿死后6周才会造成流产。

生殖器官异常：

● 子宫内膜炎——一旦怀孕，子宫内膜为使受精卵易于着床便会变化为蜕膜。此时此处若感染细菌，便会造成流产。

● 子宫畸形——患有双子宫、子宫内膈膜等子宫畸形的准妈妈，容易流产。

● 子宫位置异常——严重的子宫后屈或子宫下垂也会造成流产。

● 子宫肌瘤、卵巢囊肿——这些病变也会导致流产。但有些人在流产后实施手术治疗，再怀孕时，也可平安分娩。

● 子宫颈衰弱、子宫颈旧裂伤——要使胎儿在子宫内成长，子宫颈口就需保持完整。

子宫颈衰弱，或上次分娩时子宫颈裂伤未能痊愈，使得子宫颈口张开，在怀孕16周后，就无法承受胎儿的重量，所以容易破裂出血、引起阵痛，使得子宫颈裂隙变大，最后导致流产。

子宫颈旧裂伤应在未受孕时实施手术治疗；子宫颈衰弱则可在怀孕9～16周进行治疗，可在子宫颈实施缩缝手术以加强束缚力量，此手术成功率相当高。

如何预防流产

女性若能适当晚婚，有助于降低流产率。如果年龄过小，身体尚未发育完全，流产发生率就较高，所以适龄结婚是必要的。已经发生过流产者，应避免在短期内再次怀孕。此外，在孕早期，应进行体格检查，以便治疗慢性疾病。有先兆流产症状者应及时治疗，并应防止感染性疾病的发生，如感冒、肺炎等，在此阶段，要绝对禁止同房，并避免与化学物质接触。

孕期要多吃含蛋白质丰富的食物及新鲜的蔬菜、瓜果；心胸开阔，精神愉快也有助于安胎保胎。

哪些情况不适合保胎

造成流产的原因错综复杂，其中受精卵异常是早期流产的主要原因之一。也就是说，夫妻某一方的精子或卵子有缺陷，与对方的生殖细胞结合后形成异常受精卵，这种异常受精卵在子宫内不能发育成熟，绝大多数会在早期死亡而导致流产。这种流产无法保胎，而且也没有必要保胎。

流产也是一种自然选择

近年来，随着优生学和遗传研究的发展，医学专家通过大量的实验研究后提出，流产是一种非常重要的、自然的生殖选择机能。经过这种自然选择，使95%的染色体异常胎儿在怀孕28周以前流产而自然淘汰，避免了异常胎儿的出生，保证了胎儿的优生。因此，对孕早期有流产症状的准妈妈不要急于保胎，应先请医生做有关检查后再决定是否应该保胎。

如果流产不是因受精卵异常，而是由于准妈妈体内存在着影响胎儿生长发育的不良因素所造成的，如生殖器官的疾病和子宫严重畸形等，流产常常发生，即使应用孕酮保胎也保不住，就应该找医生获得帮助。

此外，还有一部分人的流产是由于孕期患了急性、慢性疾病所造成的，如流感、肝炎、肺炎、心脏病、严重贫血等，此种情况能否保胎也应根据准妈妈病情的恢复情况而定。若准妈妈病情较重，且在治疗过程中使用了大量对胎儿有影响的药物，也不应盲目保胎，以免顾此失彼，影响母子健康。

怀孕后如果有多次阴道流血，在排除其他原因后，要考虑可能是流产。因为怀孕后阴道流血意味着怀孕子宫内的绒毛蜕膜分离，血窦（血管）开放而有出血或是胚胎死亡，使底蜕膜的海绵层出血。这种情况下应找医生获得帮助。

芝宝贝提醒

自然流产是一种自然淘汰，不必惋惜，关键是要注意准备再怀孕或怀孕后应及早就医，以尽量避免因不良因素的影响而发生流产。

什么是人工流产

人工流产是用人工方式中断怀孕，即将胎儿及其附属物排出母体外。

治疗性流产

从优生保健的观点来看，如果继续怀孕会危害母体安全时，就必须实施治疗性流产手术。

人工流产时间

能进行人工流产的时间是在怀孕未满24周前，因为此时胎儿脱离母体尚无生存能力。

人工流产对母体的伤害

子宫内残遗物质

人工流产是以医疗器械伸入眼睛看不到的子宫内搔刮，所以可能无法完全取出胎内物质。虽然残遗物质可随着子宫的复原流出体外，但在此之前的持续流血往往会令人心神不安。如果残遗物质始终不出，则需再动一次手术。期间准妈妈还可能有受到感染及贫血的危险。

对子宫的伤害

人工流产是以外力扩张子宫口取出胎儿及子宫内的物质，因而会对子宫造成伤害，而且子宫壁会被刮伤，出血是必然的现象。严重时还会造成子宫破孔，这种情况可能会危及准妈妈生命。以上情形是手术不当所造成的结果，但是施行人工流产次数太多，也会造成子宫壁变薄，导致不易受孕及易于戳穿成孔。

✽ 感染

医师的手或器械消毒不完全时，容易使子宫感染病菌。同时阴道和外阴的细菌也会侵袭子宫内膜、输卵管或子宫四壁，使出血而抵抗力弱的女性致病。而且手术后若有不洁的性交或调养不够，也容易受到感染。

♥ 高龄准妈妈要注意的事项

如果是高龄准妈妈，且有流产史，应同医生讨论有关补充黄体酮的问题。黄体酮是人体中一种能够帮助怀孕的内分泌素，可以通过合理的治疗增加数量。如果经期黄体酮的分泌出现过问题，怀孕后补充黄体酮就更为重要。

为了生下健康的宝宝，高龄准妈妈还可以采取如下措施：

✽ 羊膜穿刺术

在准妈妈怀孕15～20周时从子宫取出一些羊水做样本，检验是否有染色体异常。用于检测胎儿生理缺陷，包括脊柱裂和先天愚型等。可在有家族遗传病、性连锁疾病或怀疑有某些畸形而其他方法又检查不出时应用。

✽ 绒毛膜绒毛取样

即在怀孕的前12周内从子宫颈开口处的内膜上取样。当然，这一取样检验法不如从羊水中获得的信息多。但是可以诊断出胎儿是否患有先天性畸形，胎儿有无遗传病，如镰刀状细胞性贫血、血友病和囊性纤维化病等。

35岁以上的准妈妈、以前生过畸形儿的准妈妈、家族中有遗传病例的准妈妈，都必须做绒毛膜绒毛检查。

芝宝贝提醒

由于大龄女性的骨盆、韧带及会阴肌肉弹性降低，会使产程延长，增加难产、剖宫产的概率及新生儿患合并症的机会。若患妊娠期高血压病、糖尿病等，不仅影响胎儿发育，对母体自身健康也很不利。因此高龄准妈妈要做好围产期保健，必须加强产前的检查、诊断，产时和产后的护理，要到条件较好的医院分娩，必要时还应提前入院待产。

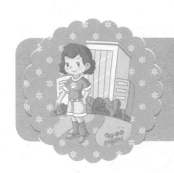

产检内容

♥ 准妈妈接受初诊检查的时间

接受初诊检查的时间早一些好，但是如果太早，怀孕变化还不明显，尿液里显示不出来表示怀孕的绒毛膜促性腺激素。作为一般的标准，月经周期正常的人，过了10天以上还不来月经时，去接受检查为好。

♥ 第一次检查时，准妈妈要做哪些准备

第一次检查前准妈妈需要了解自己的直系亲属及丈夫的家族人员的健康状况。如果有可能，应该让丈夫陪同一起检查，特别是第一次，丈夫会被问到既往健康状况，有无遗传病家族史。同时丈夫也可以咨询、了解与怀孕相关的问题，以便在整个孕期给予妻子最好的理解和帮助，分享怀孕所带来的快乐。准妈妈最好能空腹去做检查，如果不熟悉检查内容也不必紧张，一般来说，各家医院都会准备一个小册子，告知具体的检查项目和时间。

♥ 第一次检查的具体内容

第一次检查时间应从确诊怀孕时开始。医生一般会做双合诊检查以了解子宫大小与孕周是否相符。作为预测预产期的依据，这项检查对月经不规律者尤为重要。月经规律，但子宫大小与停经月份不符，就应进一步检查明确原因，必要时给予治疗。同时医生将为准妈妈测量基础血压，检查心肺，测血、尿常规及相关检查，指导下一次检查时间。

对于有遗传病家族史或分娩史者，医生会建议做进一步检查。对于不应继续怀孕者，如孕早期病毒感染、接触有毒物或患严重疾病等，医生有可能建议终止怀孕。有异常情况，但可以继续怀孕的，将加强孕期监护，以确保母婴安全。

初诊检查后，隔多久做下一次检查

如果在怀孕12周内确诊怀孕并继续怀孕者将进行登记及检查，建围产病历档案。以后按期复诊，一般应从16周开始至28周，每4周检查1次；28～36周每2周1次；36周后每周1次至分娩。孕期检查一般需10～12次。

复诊检查内容

在以后的复诊检查中没有第一次那么多的检查内容了，也不需要那么长时间，每次检查是为了了解前次产前检查后有何不适，以便及早发现异常，早期治疗。具体内容有以下几个方面：

询问前次产前检查后，有无头晕、头痛、眼花、阴道出血等异常情况出现。这有助于保证准妈妈和胎儿在整个孕期及分娩过程中的安全和健康。

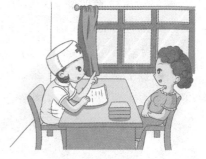

测量并记录体重及血压，检查有无浮肿、贫血等情况，复查尿常规及血常规，了解有无尿蛋白及贫血等。检查准妈妈有无患心、肝、肾、肺等重要脏器疾病，有无阴道出血、浮肿、高血压等妊娠并发症，并给予相应的治疗措施。

测量宫高及腹围，了解胎儿大小以判断是否与孕周相符，同时检查骨盆、产道，复查胎儿方位，了解胎位是否正常，听胎心，必要时进行B超检查以了解胎儿在宫内的情况。这样可以确定胎儿发育是否良好，如有异常尽早予以纠正，如果无法纠正，可以早日制订分娩计划，以保证母婴安全。

最后医生会对准妈妈进行卫生宣教，并预约下次复诊日期。

❤ 为什么要计算预产期

正确推算预产期有很多好处，首先根据预产期，准妈妈可以提前得知何时临盆，尽早做好充分准备，也可以根据自身具体情况在这段特殊的日子里做好孕期的生活规划，并安排各阶段的胎教计划。此外，推算出预产期还有助于医生观察胎儿的发育状况。

❤ 预产期的主要推算方法

女性从排卵受精开始到胎儿的出生，一般为266天。如果怀孕前每天测量基础体温，就可以知道受孕日期并由此推算出预产期。基础体温的曲线中，低温期的最后一天即为排卵期，再加上38周（266天）就是预产期。

或者只要记住末次月经的第一天是何时，就可以按照"月上减3或加9，日上加7"这个公式来计算了。

✳ 公式计算法

例1：如果最后月经的第一天是2月8日：

2月	8日
＋9月	＋7日

预产期：11月15日

例2：如果最后月经的第一天是8月14日

8月	14日
－3月	＋7日

预产期：下一年5月21日

预产期的计算方法很多，如果最后一次月经日期不确定，很容易推算错，不妨配合以下方法作为辅助。

✳ 由胎动开始计算

感觉胎儿在体内（子宫）活动，称为"自觉胎动"。

初次感觉胎动，一般是在怀孕19～20周，在妊娠历上则为第5个月（20

周），因而再加4个月又20天，即为预产期。

但是，曾生产过的准妈妈往往会提前感觉到胎动，在第17～18周就能感知，因此加22周（即5个月又4天）才是预产期。

自觉胎动时期往往因人而异，所以这种算法不够精确。

✱ 以孕吐计算

大部分准妈妈从第4周、第5周开始会有孕吐现象。在孕吐开始之时，加上250即为预产期。但是孕吐开始时期也会因人而异，并不能算是准确的方法。怀孕月数并非根据月历上的月数计算，而是由最后一次月经来临的第一天算起，以7天为1周、4周为1个月计，所以怀孕280天就等于满10个月了。

✱ 预产期大圆盘

有一些医院会印制"预产期大圆盘"，只要将圆盘上的一个指针标注"末次月经的第一天"，另一个指针就会指出"预产期"。这种方法非常简单，要选择经过专业人员审核印刷的日历。

♥ 哪些检查可以知道胎儿的状况

有多种检查可发现或怀疑胎儿有问题。

在怀孕8～10周时可以经宫颈行绒毛取样，也可以在10～12周经腹取绒毛，做染色体分析、生化测定。

通过血液检查可以发现宝宝的问题有：21-三体儿（染色体异常）、神经管畸形，或其他问题如糖尿病等。

B超、胎儿超声心动图等检查可发现胎儿是否正常及发育情况，同时也可发现胎儿是否畸形。

如果血液检查或超声检查发现宝宝有问题，为明确诊断，进行羊水穿刺或脐带穿刺是必须的，这种检查是抽取羊水或胎儿的血，做甲胎蛋白及生化测定，进行染色体核型分析等。

胎儿腹腔镜检查可以观察胎儿外形、表面结构有无异常，同时进行宫内治疗，一般在怀孕15～20周进行。

X线检查：胎儿骨骼在怀孕20周后开始骨化，所以在怀孕24周后对宝宝进行X线检查，最为适宜。诊断剂量的X线照射，对胎儿并无不良影响。X线摄片检查可诊断无脑儿、脑积水、脊柱裂等骨骼畸形。由于X线检查对胎儿可能有不良影响，目前已基本由B超检查取代。

为什么要做血型检验

经妇产科医师确诊为怀孕的女性，均应检验确定血型；有些人还应加做Rh血型检查。血型的检验具有重要的临床意义：

✽ 便于进行交叉配血

怀孕过程为40周，此间可能发生各种并发症。孕早期时的不完全流产，孕晚期的前置胎盘及胎盘早期剥离，分娩后子宫收缩乏力或胎盘剥离异常等，均能引起大量的子宫出血，使孕产妇陷入休克状态。及时配血及输血对抢救工作十分重要，做到分秒必争是获得抢救成功的关键。Rh血型阴性者血源十分稀少，需要尽早知道，以便做好应急的血源准备。

✽ 便于发现母儿血型不合

O型血的准妈妈，如其配偶为A型、B型或AB型者，准妈妈为Rh阴性，而其配偶血型为阳性者，均有可能发生母婴血型不合及新生儿溶血症。及早了解便于采取相应的预防措施，做好孕期母体和胎儿监测，做好新生儿溶血症的各项监测及处置，减少其危害。

孕检查出的常见疾病如何应对

有的准妈妈在孕期检查中，发现了这样或那样的一些症状，准妈妈一方面要在医生的指导下用药，另一方面也可以采取一些方法进行自我调节。

✽ 糖尿病

如果检查出准妈妈已有糖尿病，应当在饮食上进行适当控制，既不能吃得太多（防止血糖升高），也不能吃得太少，以免影响胎儿的营养供给。

一般来说，主食不应过分限制，比如，米饭、馒头、包子、面条等，但糕点、水果、饮料等零食要相应减少。准妈妈对于蛋白质、维生素、矿物质和脂肪的摄取也非常重要，要从新鲜的蔬菜、鱼类、蛋类、乳类、豆类及瘦肉中均衡摄取。但土豆、山药、芋头等含淀粉多的食物不要多吃。

要采取少吃多餐的办法，一次吃得不要过多，一天可吃4～5次。睡前一定要加餐，以免夜间发生低血糖。另外，适量的运动也不能少，比如，散步等，既锻炼了身体，又放松了心情，可以说是两全其美。

❋ 贫血

除了在医生的指导下服用补铁剂外，还要在饮食上多吃含铁量高的食物。动物性食物有猪血、鸡血、猪肝、羊肝、鸡肝及各类瘦肉等，这些食物不仅含铁量高，而且吸收率可高达20%；海产品有紫菜、海带、海苔、金枪鱼等；蔬菜类有菠菜、油菜、芹菜、胡萝卜等，另外豆类食品及有色水果含铁量也比较丰富。

❋ 蛋白尿

孕期诊断出蛋白尿之后，准妈妈一定要稳定情绪，充分休息，以此改善心脏的血液循环，恢复心脏的原有功能。在饮食上要减少食盐的摄取量，充分补充高质量的蛋白质，适量吃猪血、羊血、牛肝、羊肝、牛蹄筋、猪皮等含有大量蛋白质的食物。还有其他含优质蛋白的食物，如豆类中的豆腐、黄豆等；菌类中的口蘑、香菇等；水产类中的青鱼、黄花鱼等。

❋ 浮肿

出现浮肿时，准妈妈饮食中的含盐量应当减少，每天钠盐的摄取量不应超过5克，吃汤菜或面条时尽量少喝汤水。饮食制作上，除了少放盐外，也要尽量少放酱油。另外，还要做适当的运动，这样有利于血液循环，可减轻浮肿。

❋ 高血压

孕期检查出现高血压后，首先要放松情绪，充分休息。在饮食上除了要减少盐分的摄入量外，脂肪的摄入量也要减少，少吃肥甘厚腻食物，多吃含高质量蛋白质的食物。

另外，睡觉时最好面向左侧躺卧，做一些适量的运动，这对降低血压也有很好的辅助作用。

💗 孕期特殊的产检项目有哪些

孕期，除了日常一些基本的产检项目外，对于一些有异常情况的准妈妈，特别是高危准妈妈来说，医生会根据每个人的具体情况，建议其做一些相关的特殊产检项目。

✳ 甲胎蛋白筛查

甲胎蛋白检查适宜在怀孕第16～20周进行。甲胎蛋白检查是通过对准妈妈血液中的甲胎蛋白含量数值，了解胎儿是否有问题，甲胎蛋白数值常很低，若此时血中甲胎蛋白升高，所怀的胎儿可能有神经管缺损，如脊椎裂或其他脑发育异常等。但这不是唯一的结论性证据，双胎时甲胎蛋白水平就可能升高。低于正常水平的甲胎蛋白通常预示有先天愚型（唐氏）综合征的危险。要根据准妈妈的年龄、体重及怀孕的时间综合分析，如果甲胎蛋白检查发现了问题，通常还需要做其他的检查，才能得出结论性的结果。

✳ 三项试验

三项试验适宜在怀孕第16周进行，这是另一种准妈妈血清筛选试验，也称巴特氏（Bart）三项试验、利氏（Leeds）试验、拜尔马克（Biomork）试验或倍他（Beta）三项试验，是甲胎蛋白的扩展试验。其目的是检测血液中的激素，如雌三醇和绒毛膜促性腺激素。此结果是根据准妈妈的年龄来进行评价，从而预测胎儿得唐氏综合征的概率。

✳ 胎儿脐静脉穿刺术

此方法适宜在怀孕第22～23周进行。将针刺到胎儿的脐带里，抽取脐静脉血来做胎儿的染色体检验，诊断胎儿是否存在染色体病、代谢病等。

✳ 梅毒血清学试验

检查项目：螺旋体抗体血凝试验（TPHA）和快速血浆反应素试验（RPR）。

梅毒是由梅毒螺旋体引起的一种性传播性疾病。正常准妈妈的这两项试验结果均为阴性反应。当机体受到梅毒螺旋体感染后，会产生两种抗体，表现为RPR阳性和TPHA阳性。RPR阳性的特异性不高，会受到其他疾病的影响而出现假阳性，TPHA阳性可作为梅毒的确诊试验。如果准妈妈患梅毒，可通过胎盘直接传给胎儿，有导致新生发生儿先天梅毒的可能。

✳ 艾滋病的血清学检查

艾滋病是一种严重的免疫缺陷疾患，其病原体是HIV病毒。如果感染了HIV病毒，则检测结果为阳性。HIV病毒会通过胎盘传播给胎儿，造成新生儿HIV病毒感染。正常准妈妈的HIV抗体为阴性。

✳ 淋病的细菌学检查

淋病是由淋病双球菌引起的性传播疾病，准妈妈如果患上淋病，可通过被淋病污染的衣物、便盆、器械等传播，也可通过母亲的产道传染给胎儿。正常准妈妈的细菌培养结果应该为阴性。

✳ 妊娠糖尿病筛查

此项检查适宜在怀孕第24～28周进行，是一种妊娠糖尿病筛查试验。

✳ 脐带血检查

此项检查适宜在怀孕第20周后进行。可观察胎儿的位置，对胎儿直接实施采血，进行染色体分析。其目的除了诊断胎儿是否畸形外，还可以对胎儿的整体状态进行直接的确认。如果认为胎儿红细胞异常、患有血小板疾病或非免疫性胎儿水肿时，医生就会建议实施该项检查。

✳ 颈项透明扫描

此项检查适宜在怀孕第11～13周进行。用高分辨率的B超扫描测量胎儿颈部透明带，用以评估是否有先天愚型综合征和神经管缺损的危险。若大于2.5毫米，则为高危状态，可能为畸形，但还需要做进一步试验来验证。

♥ 如何读懂产检项目对应的指数

✻ 肝、肾功能的检查

检查肝、肾功能的目的，主要是为了检查准妈妈有无肝炎、肾炎等疾病。因为怀孕时肝脏、肾脏的负担要比以前加重许多，如果指标超过正常范围值，就说明肝、肾功能不正常，需要及时给予治疗。如果准妈妈以前肝、肾功能就不太好，怀孕后极有可能使原来的病情更为严重。

检查项目：谷丙转氨酶（GPT）、谷草转氨酶（GOT）、尿素氮（BUN）、肌酐（Cr）等。

肝功能正常值：谷丙转氨酶0U/L～55U/L；谷草转氨酶0U/L～55U/L。

肾功能正常值：尿素氮9mg/dl～20mg/dl；肌酐0.5mg/dl～1.1mg/dl。

✻ 乙型肝炎（HBV）病毒学检查

在病毒性肝炎中，以乙型肝炎发病率最高，如果在怀孕早期感染上乙肝病毒，就会使早孕反应加重，而且容易发展为急性重症肝炎，对准妈妈的生命造成极大的威胁。乙肝病毒可通过胎盘感染胎儿。

检查项目：乙肝病毒抗原和抗体。

正常准妈妈各项指标均为阴性。

如果单纯乙型肝炎表面抗体（HBsAb）阳性，说明以前感染过乙肝病毒，现已经痊愈，并且对乙肝病毒具有免疫力，或者注射乙肝疫苗后出现HBsAb。

如果其他指标（HBsAg、HBeAg、HBeAb、HBcAb、IgG、HBcAb、IgM）呈阳性则需引起重视，说明目前病毒具有传染性，有必要复查HBV-DNA以进一步确定传染性，还应向医生进行咨询。

✻ 丙型肝炎（HCV）病毒检查

丙型肝炎病毒是丙肝的病原体，丙型肝炎得病率不算高，但更具危险性，而且比较隐匿。准妈妈感染了丙型肝炎病毒，就可通过胎盘传染给胎儿。

检查项目：丙型肝炎（HCV）抗体。

检查结果为阴性，说明准妈妈正常；如果为阳性，说明有丙型肝炎病毒感染，需引起重视。

✳ 心电图检查

心电图检查是为了查明准妈妈有无心脏方面的疾病，能否承受怀孕、分娩。如果检查出准妈妈有心脏病，还要根据实际情况，考虑能否继续怀孕。

检查项目：心电图。

如心电图异常，需及时向医生咨询。

✳ B超检查

孕早期做B超检查，可判断是否是宫内孕，还可鉴别胚胎是不是生长发育良好。在孕中期做B超检查，能清晰地看到胎儿的各个器官，可对胎儿从头检查到脚。在怀孕后期做B超检查，可了解胎儿大小、羊水状况、胎盘位置和成熟程度及有无脐带绕颈等，并再次检查有无畸形。如发现胎儿过大或过小，羊水过多或过少，胎盘位置偏低或前置，头位还是臀位，医生会采取相应的治疗措施。

检查项目：B超。

羊水深度在3～7厘米为正常，超过7厘米为羊水增多，少于3厘米则为羊水减少，都对胎儿生长不利。胎心存在，说明胎儿存活。正常胎心率为120～160次/分，低于或超出这个范围则提示胎儿在宫内有缺氧的可能。

✳ 妊娠期糖尿病检查

妊娠期糖尿病检查是一项常规检查。主要是为了检查准妈妈是否患有高血糖状态下的妊娠期糖尿病。准妈妈可在怀孕第24～28周到医院接受这项检查。妊娠期糖尿病是常见的妊娠并发症，有其特殊性，它虽然可以在胎儿出生后痊愈，但是在孕期对胎儿和准妈妈的健康非常有害。

♥ 孕期可能出现的异常情况

当遇到阴道出血，无论量多少，是否伴有腹痛；严重或持续性的恶心和呕吐或头痛；脸部和手部浮肿或下肢浮肿严重；视力模糊；尿量明显减少，小便时疼痛或灼热；瘙痒严重；一阵阵发冷发热；持续性或剧烈的腹痛；胎儿还没足月，出现阵阵腹痛或突然从阴道中涌出水来；胎动异常等症状的时候，准妈妈要注意，无论出现其中的哪种症状，都要马上去医院诊治。

第三章
孕中期

越来越有准妈妈的感觉

随着胎儿的生长发育，准妈妈的腹部越来越突出，乳房继续增大。你会发现你恶心、呕吐现象逐渐消失了，食欲增大了，你的精力更加旺盛，排便次数减少，慢慢还能感觉到胎动了。但是你也会发现你的皮肤在变黑，还可能出现妊娠纹，便秘、痔疮、消化不良、晕眩、牙龈出血、下肢水肿。小腿容易抽筋等症状也可能在你身上出现了。不用紧张，这些都是正常现象，只要平时多注意锻炼和饮食调节就能够缓解，必要时可以向医生寻求应对的办法。在孕中期，要注意饮食的营养均衡，还要控制体重，以免过度肥胖引起孕期的并发症。还要定期去医院进行相关的产前检查和产前筛查，从而保障你和宝宝的身体健康。出现任何不适要及时就医哦。

安心小叮咛

注意控制体重——准妈妈应该注意饮食营养，通过饮食强化身体机能，但同时要控制体重增加的速度，防止过度肥胖引发并发症，比如，妊娠期高血压病、妊娠期糖尿病等。

注意安全——居家在外都应注意安全，尽量不去人多的公共场所，注意避免受伤或出现交通事故等情况。

预防痔疮和便秘——要调整饮食，减少每餐的进食量，增加用餐的次数，尽量多吃含膳食纤维多的食物，同时要加强锻炼。必要时可以在医生的指导下服用药物以通便。

孕中期准妈妈和胎儿变化

进入比较稳定的孕中期，越来越有准妈妈的感觉了（见表3-1）。

表3-1 孕中期准妈妈和胎儿的变化

时间	第4个月	第5个月	第6个月	第7个月
准妈妈的变化				
变化的内容	子宫有幼儿头大小，腹部逐渐突出。能感到胎动。形成胎盘，不易流产。乳房变大。白带量增加	腹部和乳房都变大了。子宫大概有成人头部大小。产检时要测量宫高和腹围了	乳房继续变大。子宫底达到肚脐附近，肚子微微向前倾，身体重心后移，有些准妈妈感到腰酸背痛	肚子有足球大，感觉到明显的胎动。有些妈妈出现下肢水肿、静脉瘤或痔疮等症状
胎儿的变化				
变化的内容	通过脐带从妈妈身体获取营养素。手脚肌肉发达，开始活动舒展身体	能够观察到耳朵、鼻子、嘴的形状。手脚活动越来越频繁	开始长出毛发。脑细胞发育成熟。听觉发达，能听到外界的声音。通过超声波能够清楚地看到胎儿的脸型	运动神经发达，可以自己控制并活动身体。学会眨眼。脸型和五官跟出生时一样了

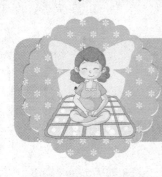

孕中期的各种变化

💗 身体会发生什么变化

准妈妈精力更加旺盛，排便次数减少，可能出现便秘、消化不良、胃胀、晕厥或头晕眼花、乳房继续增大、鼻充血和偶尔出血、食欲增大、双脚轻度肿胀、静脉瘤或痔疮等不适。在怀孕22～24周后，准妈妈会感觉到明显的胎动。

准妈妈还可能出现消化功能降低；胃上部括约肌松弛，有时导致烧心感；牙龈肿胀充血甚至出血；心脏负荷更重。

💗 准妈妈会有什么感觉

准妈妈会感到充满活力和激情。由于消化系统代谢变慢，此阶段会出现消化不良和便秘等问题，情绪波动在强度上与前一阶段相同或有所减弱。准妈妈会逐渐接受自己目前的状态，短期记忆较差。

> **芝宝贝提醒**
>
> 在怀孕4个月时，准妈妈的腹部隆起比较明显，而且准妈妈能感受到胎儿的活动。恶心、呕吐现象逐渐消失。

💗 皮肤颜色变黑了

孕期雌激素的增加致使黑色素细胞增多，使皮肤变黑，出现黑色区域（如黑痣、胎记样的颜色变化）。在前额、鼻子、嘴、下巴部分会出现黑色区，称为妊娠斑或黄褐斑。这些颜色改变是正常的，孩子出生后一般会消退。

♥ 出现妊娠纹的生理原因

孕中、晚期，准妈妈的体重过度增加往往会使身体产生妊娠纹。这是一种生理变化，一旦出现，将难以消退，但不损害健康。妊娠纹与准妈妈的腹部扩张大小无关，主要受皮肤内胶原和弹力素含量、激素水平等多种因素的影响。在孕期，它们是红色或青紫色的，但分娩后数月或数周，常会变为银白色，并不很明显。

♥ 妊娠纹可以预防吗

目前尚没有药物能够改善妊娠纹。不过注意以下方面会对减少妊娠纹有所帮助：

怀孕前，注意皮肤护理和增加体育运动，良好的皮肤弹性基础将有利于承受孕期的变化。

怀孕期间，避免体重增加太快，一般不要超过10～12千克。从怀孕开始，沐浴后在可能产生妊娠纹的部位涂上保护油脂。沐浴时，坚持用冷水和热水交替冲洗相应部位，促进局部血液循环。如果想预防妊娠纹，可以考虑专业的妊娠纹乳霜。怀孕3个月以前最好不要擦妊娠乳霜，也不要按摩腹部。主要还是因为3个月以前，胎儿的生长还不稳定，还很容易受外界刺激、气味的影响而造成畸形或流产，特别一些高龄准妈妈更要注意。一些预防妊娠纹的产品也明确要求怀孕3个月以后才能用。

♥ 乳房变大，乳晕的颜色加深

由于乳腺组织血流增加，新的乳腺导管增生，导致蓝黑色静脉明显出现。围绕乳头的黑晕变得更大，颜色更深。围绕乳头的结节（称为蒙氏结节）增大，分泌液体润滑乳头。乳房有时会漏出清亮液体，是最早形成的乳汁，不必担心。孕激素是引起孕期乳房改变的主要原因，而雌激素与乳腺导管发育形成有关。一些准妈妈会发现此期乳房变得更为敏感。

Q&A

Q 孕期怎样注意乳房的保养?

A 佩戴合适的乳罩。应选用能将乳房向内上侧托起的,背带较宽的,使人感觉不到乳房重量的,不压迫乳房的乳罩。如果乳罩过小,就会使乳头和乳房过度受压,使血液循环不畅,就不能运送促使乳腺发育的激素,从而影响乳汁分泌。

用手指摩擦乳头及周围皮肤。每天擦洗一次乳房,擦洗完后在乳头上涂冷霜膏或橄榄油,并用拇指和食指轻轻摩擦乳头及其周围皮肤,以促进乳房周围的血液畅通,为哺乳做准备。每日2次,每次5~8分钟。

揪出乳头。有的准妈妈乳头扁平或乳头内陷,这样势必影响宝宝吃奶,因此,必须在这一时期进行矫正。具体方法是,用拇指、食指、中指把乳头揪出,停留片刻。每日数次,力量不要太大,以免引起宫缩。

需要提醒的是,当出现频繁的子宫收缩时,或有习惯性流产时,应马上终止动作。另外,每次进行乳房保养以前,都要洗干净手,指甲不要留得太长。

胃部经常出现灼烧感

由于孕中期高水平的孕激素使贲门肌肉松弛,不能阻止食物由胃反流至食管。胃内容物刺激食道,导致准妈妈有烧心感。而孕晚期,增大的子宫压迫胃部,胃酸溢出,也可引起准妈妈的烧心感。

那么,采取什么办法可以防止烧心感呢?尽量少食多餐,睡前不要进食。对有些准妈妈来讲牛奶可以减轻剧烈的烧心感,但可能引起恶心。吃饭时坐直以免胃部受压迫。不要吃辛辣刺激食物。如果夜间觉得烧心,不要采取平卧的姿势,可以用枕头支起上半身。如果这些办法都没有效果,可以要求医生开一些制酸药以中和胃酸。

小腿容易抽筋

小腿抽筋是孕中、晚期较为常见的症状,一般在夜间睡眠时发作,多与缺钙或受凉有关。

这个阶段胎儿的骨骼细胞发育加快，肢体慢慢变长，逐渐出现钙的沉积，骨骼变硬。胎儿就要从准妈妈体内摄取大量的钙，如果此时准妈妈钙摄入量不足，自己身体的骨骼等处的钙便会解离，以补充血钙的不足来供给胎儿。由于钙离子与骨骼肌的兴奋性密切相关，准妈妈血钙低到一定程度便会引起小腿肌肉痉挛。这种情况经常发生在夜间。

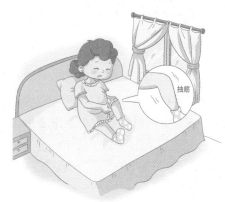

抽筋

Q&A

Q 准妈妈都会发生下肢静脉曲张吗？

A 不是。家族中其他女性怀孕时有类似现象的准妈妈更易患静脉曲张。由于子宫的重量压迫盆腔静脉，使下肢静脉压力增加。孕激素也会使静脉扩张以致下肢、会阴、肛门的血流淤滞。准妈妈长时间站立后，可能引起静脉曲张、下肢疼痛。如果髋部发生红、肿、痛，可能发生了静脉栓塞的严重情况。若有以上症状，请立即就医。准妈妈可以经常变换体位，不要长期以一种姿势坐着或站着，可以经常上下楼梯，也可以坐在椅子上，把腿抬高，都可以适当缓解下肢静脉曲张。

♥ 下肢出现水肿的现象

导致静脉曲张的压力也能引起下肢浮肿，尤其多胎妊娠时容易发生。通常在怀孕24周左右出现，而在孕晚期特别明显。下肢浮肿也可能是子痫前期的征兆之一，这种情况不多见。若发生此种情况，请告知医生。

为了预防这种症状，准妈妈不宜穿紧身裤或者袜子，保证在任何可能的时候都可以将下肢抬高休息，尽量避免高盐饮食，避免体重超标，避免长时间站立不动。准妈妈如果能够每天适度锻炼，也能有效避免此种情况。

阴道分泌物增多

孕期阴道分泌物比非孕期明显增多，常呈白色糊状，无气味，这属于正常生理变化，无须治疗。若分泌物呈乳酪块状，颜色呈黄绿色或混杂血丝，或有一股腥臭味，并伴有外阴瘙痒，则属异常；引发这些症状的原因很多，如细菌、霉菌、披衣菌、淋病、阴道滴虫感染等，应及时就诊。

刷牙后牙龈出血

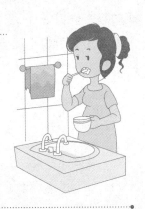

激素改变导致牙龈增厚变软，在接触硬毛牙刷和粗糙的食物时牙龈会受到损伤，这将导致牙龈出血或者牙龈炎。请一定要轻柔刷牙，并定期使用牙线。在孕期一定要注意牙齿的保健。

体重增加的正常范围

由于胎儿的生长发育及自身的变化，准妈妈的体重会不断增加。整个孕期准妈妈体重约增加12千克，前半期增加4千克左右，后半期增加8千克左右。怀孕不同阶段体重增加的速度有快、慢之分，但毕竟是一个循序渐进的过程，有一定的规律可循。孕晚期体重增加较迅速时，每周也不应超过0.5千克。

通过产前定期测量体重，可了解体重的增加是否符合规律。若体重增长缓慢，要注意有无胎儿生长受限或母体营养不良等现象；超过限度的增重，可见于水肿（包括隐性水肿）、羊水过多、巨大胎儿或准妈妈体型偏胖等情况，需要结合其他检查结果进行判断。

芝宝贝提醒

无论是冬季或是夏季，测量体重时，均应脱掉鞋子，着单衣裤，事先排空小便，才能准确地测量体重。只有准确测量体重，才有意义。

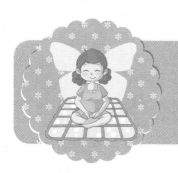

营养饮食

孕中期的饮食要点

从孕中期开始，准妈妈的基础代谢加速，糖利用增加，每日热能需要量比孕早期增加约300千卡（1千卡=4186.8焦耳）。但有关调查表明，大部分准妈妈在怀孕5个月后都要调换较轻松的工作，家务劳动和其他活动有所减少，因此，热能的增加应依据劳动强度、活动量的大小因人而异。最好先观察准妈妈体重的增加情况后再做决定。随着热能需要量的增加，与能量代谢有关的维生素B_1、维生素B_2的补充也应相应增加。

素食的准妈妈孕期吃什么

有些准妈妈为了追求孕期的体态"健美"或由于某些其他原因，长期坚持素食，这不利于胎儿的发育。

据研究，如果孕期不注意营养，会出现蛋白质供给不足，可使胎儿脑细胞数目减少，影响日后的智力，还可使胎儿发生畸形或营养不良。

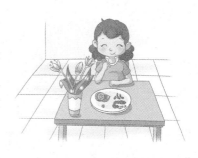

如果脂肪摄入不足，容易导致低体重胎儿的出生、婴儿抵抗力低下、存活率较低。对于准妈妈来说，也可能发生贫血、水肿和高血压。

日本医学家发现，吃素食的准妈妈所生的婴儿由于缺乏维生素B_{12}，往往会患不可逆的脑损害。婴儿出生3个月后，就逐渐显示出感情淡漠，丧失控制头部稳定的能力，出现头和腕等的不自主运动。如不及时治疗，就易引起巨幼细胞性贫血或显著的神经系统损害。

素食对婴儿有一些影响，因为脂溶性维生素必须在有一定脂类的情况下才能溶解，被人体吸收。长期素食会造成多种营养物质的缺失，影响胎儿的生长发育。因此，建议素食准妈妈至少要吃一些油类植物，比如，花生、芝麻、黄豆及各类坚果。

如何利用饮食控制体重

准妈妈体重增长过多，会引起孕期的许多并发症。体重增长过多的原因主要是营养过剩及水、钠潴留。

妊娠期的女性每日摄入的营养及热量，不但要供给随怀孕进展自身变化的需要，还要负担胎儿及其附属物的生长发育所需。因此，准妈妈每日所需的营养与热量要适当高于未孕的女性。轻体力劳动者，每日的主食一般在300克左右（包括粮食、玉米、甘薯、土豆等），还要配有适量的鱼、肉、禽、蛋、奶制品及蔬菜、水果等。中、重体力劳动者还要适当增加营养。

值得提出的是，有些女性错误地认为多吃水果胎儿的皮肤会好，每日可吃上1～1.5千克的瓜果。却不知大量的水果提供了过多的糖，从而增加胰岛的负担，容易诱发妊娠期糖尿病。

准妈妈每日的活动要消耗一定的热量。如果餐后不活动，经常坐着或躺着，消耗的热量相应减少，多余的热量就会以脂肪的形式储存起来，人就会发胖。

因此，要想维持比较理想的体重，就需要保持热量摄入与支出的基本平衡，能做到这点是很不容易的。节制饮食需要毅力，不能饿了就吃，还需要保证合理的饮食结构。同时，也要注意保持适当的体力活动，如散步、做体操、游泳、骑车等。真能做到上述诸点，便可以避免体重增长过多。

另外，体重增长过多也可能是由于水、钠在体内的潴留，表现为体重增加或水肿。因此，妊娠期应提倡女性采用低盐饮食。一旦发现明显水肿时，需要予以休息、低盐饮食、定期检查血压及尿蛋白的情况，警惕发生妊娠期高血压疾病。

吃什么食物可以促进胎儿的脑部发育

由于胎儿的大脑在这一时期迅速发育，所以选择对其脑部发育能起到帮助作用的饮食就显得尤为重要。比如，准妈妈要注意摄取以海带为代表的碘类含量较高的海藻类食品，以牡蛎为代表的各种贝类食品。

硒元素也非常重要，黄油、鱼、大蒜、贝类、小麦胚芽和苹果酸当中都含有大量这种物质。与含维生素E的食物一起吃还可以提高吸收效率，所以在享用以上食物时还可以适量吃芝麻、葵花子和杏仁等食品。

应摄取大量的维生素B_1，酵母、小麦胚芽、海藻类及大豆中含有很高的维生素B_1。

铁元素的摄取也格外重要，海苔、鹿尾菜等海藻类食品，以及木耳、绿茶、竹笋、芝麻中都含有大量的铁。

钙也是人体必需成分之一，它可以使胎儿的骨骼变得更加结实。螃蟹、干虾、沙丁鱼与奶酪中都含有大量钙。

钾元素也值得重视，食用海带可以补充大量的钾元素。鹿尾菜、萝卜干以及干香菇中也含有大量的钾元素。

哪些食物可促进胎儿肌腱和骨骼的生长

加强准妈妈脾脏的机能就会对胎儿的肌腱、骨骼、四肢和头发的生长有所帮助。大枣对脾脏有很好的补养作用，大枣不仅可以泡茶饮用，还可以煮熟以后单取枣肉，将其制成药丸之后随时吞服。柿干具有强化脾脏功能的功效，可以将其泡在牛奶中浇上蜂蜜再煎熬服用。除此之外，小米、糯米、扁豆、牛肉、鲫鱼和冬苋菜也同样有此功效。

准妈妈应多吃强化肠胃功能的食物

在怀孕的第6个月，如果能够强化母体的肠胃功能，就可以促进胎儿的筋骨形成和提高骨髓造血功能。因此，准妈妈应多食用能够起到强化肠胃功能作用的食物，如糯米、黏谷米、牛百叶、羊肉、母鸡、鲫鱼、梭鱼、黄花鱼、橘子、大枣、柿饼和韭菜等。

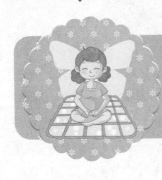

护理要点

准妈妈怎样保持外阴部清洁

准妈妈的外阴部因为分泌物增加而特别容易感染细菌，应用温水仔细清洗，并天天更换内裤。此外，最好不要穿尼龙内裤或裤袜。

除非医师指导，否则要避免冲洗阴道内部。如果分泌物呈脓状，外阴部发痛或发痒，应尽早求医诊治。

准妈妈如何保持口腔卫生

怀孕期间牙齿会变坏，这是因为怀孕后分泌的激素会影响唾液分泌，使牙齿产生变化。唾液黏性增加，食物残渣容易附着在牙齿上而滋生细菌，造成口腔污染。

为减轻孕吐时的痛苦，有些准妈妈会有吃零食的习惯，此时若不注意口腔清洁，很容易生成蛀牙。

保持口腔卫生的主要方法：首先，是饭后立即刷牙或漱口，特别是在就寝前，一定要刷完牙再上床睡觉，保持口腔卫生是预防牙病的唯一方法。其次，在怀孕早期及晚期都应接受牙医检查，彻底洗牙，若牙齿有毛病，应马上进行治疗。若患有口腔炎或口角炎，应充分摄取维生素B_2；若牙龈出血，则要多吃富含维生素C的食物。

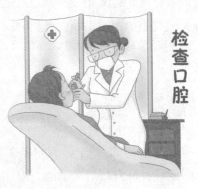

检查口腔

准妈妈应避免做哪些家务劳动

准妈妈做家务活也是一种运动，只要不感觉累，可以像正常人一样做家务。随着妊娠的进展，准妈妈会感到行动越来越不方便。因此，做家务活要适度，有些活动应当避免。

避免登高、搬抬重物及做长时间弯腰的动作。

洗衣服不宜使用冷水，特别在天凉时，避免受凉感冒；一次不要洗过多衣服，以免因过度劳累引起流产或早产。

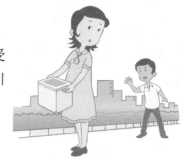

避免长时间站立，以免引起下肢水肿。

孕中期夫妻可以同房吗

孕中期，胎盘已经形成，准妈妈状态较稳定；早孕反应也过去了，准妈妈的心情开始变得舒畅；性器官分泌物也增多了，是性欲较强的时期，因此，可以适当地同房。但是要节制，还要注意同房的体位与时间，避免对胎儿造成影响。如果有原因不明的阴道出血、前置胎盘或者胎盘部分剥离，则要避免同房。

> **芝宝贝提醒**
>
> 无论夫妻双方对同房的态度发生了怎样的变化，都不应作为判断夫妻关系变化的标准。只要两人相互体谅，就可以保持和睦的夫妻关系。

孕中期以后睡眠多采取侧卧位

怀孕5个月后，子宫日益增大，对准妈妈睡觉时的体位会有一定要求，一般侧卧位比仰卧位好。仰卧时，子宫压迫位于脊柱前方的血管，下腔静脉管壁较薄，所以受影响更大，以致阻碍下肢、盆腔脏器及肾脏的血液回流入心脏，从而降低了心脏排血量，子宫、胎盘的血液灌注也相应减少。若腹主动脉受到压迫，则直接减少了子宫、胎盘血流量，长期胎盘灌注不足，胎儿缺乏氧气及养料，可导致其生长受限。急性而严重的胎盘灌注不足，可造成胎儿宫内窘迫，甚至危

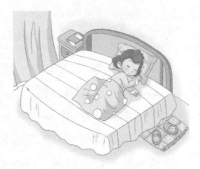

及其生命。另外，当下腔静脉受压时，下肢及盆腔内静脉的压力增加，可导致下肢静脉曲张及痔疮的发生。因此，提倡准妈妈采取侧卧位的方式睡眠，以避免上述不良情况的发生。在正常情况下，怀孕后子宫多向右侧旋转，使子宫动脉受到扭曲，左侧卧位可使之得到一定程度的纠正，从而保证子宫血流畅通及良好的胎盘血液灌注。因此，准妈妈宜采用左侧卧位睡眠。

注意乳房护理

丰盈的乳汁是上天赐给宝宝最好的见面礼。通过母乳的哺育，新生儿不仅能获得生长之时所需的养分，更能让母子进行情感交流。

为了让自己的宝宝充分享受这份来自上天的恩赐，准妈妈从孕中期开始就要做好准备，迎接宝宝的降临。做好乳房护理工作，将有助于准妈妈更好地承担未来喂养宝宝的重任。

要请教专门的护理人员，询问学习乳房护理的种种事宜。如果乳房平坦或乳头凹陷，更要和护理人员多沟通。

随着怀孕周数的增加，乳房的重量将与日俱增。尤其到了孕中期，乳房的变化日益明显，所以选择合身舒适并能支撑乳房重量的内衣，不只是关心自己，也是对未来宝宝最好的呵护。

芝宝贝提醒

怀孕6个月后，在洗浴时可轻轻擦洗乳头。但要注意过度刺激乳房和乳头有可能引起子宫收缩，有早产风险的准妈妈要慎重。

准妈妈居家、在外应注意什么

一旦得知自己怀孕，则居家、在外一切都必须力求安全，以防意外发生。

孕中期应特别注意下列事项：

- 走廊及地板不可打蜡。
- 容易滑倒的楼梯最好装上栏杆扶手。

- 尽量减少家具的突出部分，以免撞击腹部。
- 物品依使用的频繁顺序排列，将常用之物置于易取之处。
- 电器用品的电线不可缠绕不清，以免绊倒。
- 上厕所时尽量使用坐式马桶，非得用蹲式马桶时，最好用手扶着两侧墙壁或把手。
- 已损坏而有断裂危险的扶手、栏杆或晒物台最好仔细检查，以免发生意外。

准妈妈外出旅行要注意什么

准妈妈外出旅行时，应考虑身体承担能力的问题，避免前往人多处，时间也不可过于仓促。怀孕期间最好不要做长途旅行，尤其是在容易流产的孕早期及易于早产的孕后期，更应谨慎，非不得已时，则应选在较安定的孕16～28周；出发前，最好请医师检查并征求其意见。

准妈妈坐立行走的正确姿势

怀孕期间，由于腹部逐渐膨大，腹肌和腰肌逐渐伸展，对脊柱的支撑作用相应减弱；同时受孕期内分泌激素的影响，关节韧带松弛，对人体的支撑很不利。

✳ 站姿

正确的姿势是两腿平行，双腿分开，重心落在脚心。穿不合脚的鞋子、高跟鞋等，会使重心前倾，容易摔倒。另外，鞋后跟高，腰骶骨向前凸度增大，会造成脊柱骨盆畸形，骨盆韧带松弛，这会给分娩带来困难。站立时间不要过长，两脚要放松，不能站着不动。

✳ 走姿

不要过于昂首、挺胸、凸腹，这样走路太累而且不安全。特别注意不要穿高跟鞋，不穿太硬的皮鞋。走路时，要自然抬头挺脖、下腭微低，后背直起；臀部绷紧，一步

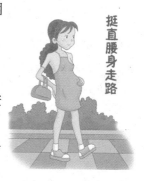

挺直腰身走路

一步地走，不可急匆匆地行走，更不可跑着走。上下楼梯时，不要过于哈腰和挺胸，要看准、踩稳。

✱ 坐姿

准妈妈应轻轻坐下，由椅边慢慢向里靠，保持后背正直，股关节和膝关节呈直角，大腿要保持水平状态。不要用力坐下或突然落座，也不要长时间坐着，每隔8～10分钟应站起来活动活动，防止腿脚抽筋。

✱ 取物姿势

取高处物品时，不要强取，不要登高，以防摔倒；取地面物品时，应先屈膝后落腰，蹲好后再取物，慢慢起立，不要弯腰拾取重物。

❤ 准妈妈坚持有规律的运动好处多

✱ 有利于胎儿的发育

运动能促进血液循环，增加供氧量和排出废物，能刺激胎儿的大脑、感觉器官、平衡器官以及循环和呼吸功能的发育。

✱ 调节准妈妈的情绪

适度运动能解除准妈妈的疲劳，调节准妈妈的神经系统功能，使准妈妈保持一种良好的心理状态，这样对胎儿发育很有利。

✱ 有利于分娩

适当运动能避免准妈妈肥胖，减少妊娠浮肿和妊娠期高血压疾病的发生；使胎儿及与分娩直接有关的骨盆关节和肌肉得到锻炼，为日后的顺利分娩创造有利的条件。需要提及的是，妊娠保健操要在医生的指导下进行。

❤ 游泳是很好的孕期运动

准妈妈体内有许多肌肉承载着沉重的子宫，准妈妈在水里游泳时，可以极大减轻这些肌肉的负担，子宫会进入一种放松的状态，使宫内的胎儿能跟着变换到较为舒适的姿势。更让准妈妈感到舒服的是，自身身体的自由度会明显增加，她能够在泳池里随意地做出跳跃和奔跑的动作。

坚持游泳，可以缓解由于准妈妈体重增加而带给脚踝或膝盖的疼痛感，减轻这些部位关节的负担。不仅如此，腿部浮肿及腰部疼痛等症状也可以得到明显的缓解。

此外，游泳可以锻炼肌肉并强化准妈妈心肺机能，这些都会提高顺产的概率。许多准妈妈都在学习拉梅兹呼吸法，而游泳正好可以让她更加熟练地运用这种呼吸法。

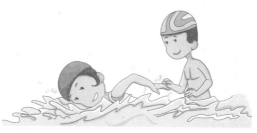

孕期夫妻感情稳定有助于胎儿成长

当得知妻子怀孕了，有些丈夫便会高兴得睡不着觉。但是一旦到了妻子怀孕第4个月之后，几乎所有的激动情绪到此都告一段落。有些丈夫会不顾准妈妈的感受自己玩去了。准妈妈若抱怨："肚子里的孩子又不是我一个人的，你为什么就不为我们想想呢？"也许夫妻间的争吵就这样开始了。

孕期最好不要发生这样的情况，因为如果准妈妈一直处于忧虑的状态，腹中胎儿也会整日忐忑不安。通过超声波观察，会清楚地看到当夫妻吵架准妈妈处于激动状态时，胎儿也会在腹中动得厉害。

为什么会有这种连带关系呢？难道准妈妈的心真的跟孩子相连吗？在妊娠后期，位于胎儿脑的中心，控制本能的欲望及心智活动的间脑，或称为"旧皮质"的部分已经有了配线分布，可以在接收到准妈妈心乱的信息时，使间脑的激素发生变化，然后通到准妈妈血液—胎盘—胎儿血液的途径，传至胎儿的间脑加以刺激，致使胎儿的行动发生变化。

如果这种刺激不断地传给腹中的胎儿，那么胎儿对刺激的反应会一直持续到出生之后。一般情况下，胎动频繁的准妈妈，孕期的家庭环境（特别是夫妻的关系）通常都是很不和谐的。丈夫的言行举止，也会通过母体而影响到胎儿，这一点丈夫千万要牢记。

丈夫如何帮助妻子保持良好的心情

❋ 多陪妻子散步

散步的场所要选择噪声少、尘土少，最好是有树的地方，这样有利于准妈妈呼吸清新空气。陪妻子散步的时间可以固定在晚饭后、睡觉前这段时间，避开车辆高峰期，因为污浊的空气对准妈妈和胎儿都会产生不良影响。

❋ 帮助妻子按摩

按摩不一定非得有什么专业手法，一开始丈夫可能笨手笨脚，不知道该如何做，试过几次，就会找到妻子喜欢的方式了。如果丈夫的手比较粗糙，记着在按摩的时候准备一瓶按摩油或者润肤油。在按摩前最好咨询医生需要注意哪些事项。

❋ 帮妻子找回自信

丈夫还可以主动带妻子去逛逛商场，不要觉得孕妇装穿不了多久就不买了。帮妻子挑选几件专门为孕妇设计的衣服，既能让妻子漂亮起来，又能让她体会到你对她的爱，使她的心情愉快起来。

❋ 对妻子宽容

妻子发脾气了，开个玩笑把话题转移一下，或者先把错误承认下来，再不行就干脆让妻子自己安静一会儿。只要丈夫的姿态放高些，妻子过后会意识到自己乱发脾气是不对的。

❋ 陪妻子参加社交活动

有朋友聚会时，丈夫应该鼓励并陪着妻子去参加。周末有空，可以带妻子去看看朋友，尤其是去有孩子的朋友家做客，实地感受一下家有"小天使"的氛围，会让妻子更加憧憬自己的宝宝早日到来。

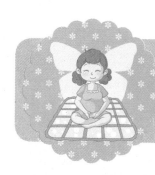

疾病防治

准妈妈头晕是怎么回事

　　此阶段，准妈妈的身体可能有些虚弱，但并不表示你和胎儿出现了问题。如果你长期站立时，容易感觉头晕，这是因为静脉压升高，尤其在腿部引起血液涌入身体下部，结果导致心脏体循环负担更重。当疲劳或饥饿时，容易引起虚脱。怀孕时，准妈妈因自律神经较不安定，若出入公共场所，尤其是在密不通风的车厢内，也比较容易发生头晕现象。此外，突然站起或入浴时也会头晕，进入浴室或上下楼梯时，应谨防意外滑倒。如果突然感到头晕，准妈妈最好先抓住某物，然后慢慢蹲下休息一会儿。只要短暂休息便可恢复，如果勉强支撑，继续站立则相当危险。

芝宝贝提醒

　　当准妈妈感到头晕时，要慢慢地站起和走动。尽量避免长久蹲、坐和站立，在夏季尤其要注意。

　　头晕可能与贫血有关，如果经常发生就应到医院接受诊疗。

准妈妈腹泻怎么办

　　除了过敏之外，腹泻并非孕期的反应。腹泻时，未经医师许可，不可自行服用药物，且须避免食用不易消化、不新鲜及生冷的食物。若腹泻严重或时间过久，会引起流产，要立即前往医院治疗。

♥ 皮肤瘙痒怎么回事

强烈瘙痒是妊娠皮肤症的特征，可分为发疹与不发疹两种，而且必须在孕中期以后才可分辨出是哪一种情况。

致病原因到目前为止仍难以确定，有人认为是妊娠期高血压病的一种，但也有人认为是由黄体激素引起的。

患有此病者往往奇痒难受，必须接受治疗。不过在发疹或瘙痒之处，最好避免涂抹肥皂或搔抓。

♥ 准妈妈患痔疮怎么办

痔疮是一种慢性病，准妈妈痔疮的发病率相对较高。这是因为怀孕后随着胎儿一天天长大，日益膨大的子宫压迫下腔静脉，腹内压增加，影响了血液的回流致使痔静脉充血、扩张、弯曲成团，从而形成痔疮。

此外，怀孕后，准妈妈的活动量大大减少，胃肠蠕动缓慢，加之子宫挤压肠部，使肠蠕动减弱，常常会出现便秘，从而导致痔静脉扩张，形成痔疮。痔疮主要表现为大便带血或便后滴血，严重者为喷射状出血，或伴有肿物脱出，肿痛下坠及肛周瘙痒等症状。

准妈妈有便秘症状后要多散步、做体操，平时卧床休息时可将骨盆部抬高20～25厘米。手纸宜柔软洁净，内痔脱出应及时托回。可每天早晚各做1次提肛运动，每次30下，能加强肛周组织的收缩力，有助于肛周组织的血液循环。

一般来说，即使需做要手术，医生一般也建议等到生育之后再进行。

♥ 准妈妈感冒了怎么办

如果准妈妈患的是普通感冒，一般不需要服用抗生素之类的药物。只要好好休息，多补充水分及均衡营养，就可能使感冒自然痊愈。但若是症状严重，则一定要去请教妇产科医生，根据症状来治疗，不可自己随意服药。

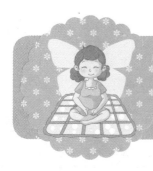

产检内容

孕中期的常规检查包括什么

❋ 询问前次检查后有无不适症状

做孕期检查最好能找一个固定的医生，这样便于对准妈妈孕期的状况有一个系统的了解。中期检查主要是询问前次产前检查后，有无恶心、呕吐、头晕、头痛、困乏、眼花、阴道出血等异常情况，并针对具体情况进行治疗。

❋ 脏器检查

检查有无心、肝、肾、肺等重要脏器疾病。检查有无水肿、贫血等情况，复查尿常规及血常规，了解有无尿蛋白、阴道出血、贫血、浮肿及高血压等妊娠并发症，并给予相应的治疗。

❋ 腹部触诊

测定宫底高度（子宫顶部）和胎儿大小、位置。测定妊娠时间和胎儿在子宫内的位置。

❋ 测量血压

正常血压值是130 / 80毫米汞柱，高血压可预示许多问题，包括先兆子痫等。经常检查的意义在于保持其正常，若血压突然升高则应引起重视。

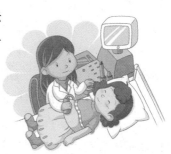

❋ B超检查

可以通过显示屏确认胎儿的各个身体部位，了解胎儿在宫内的生长情况，确定胎儿发育是否良好、胎儿是否存活以及是否为多胎妊娠等情况。另外，还可以诊断出准确的妊娠周数。

如何听胎心

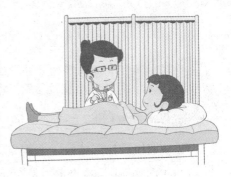

胎心音系双音，犹如钟表的"滴答"声，声音清脆，节律整齐，速率较快，每分钟120～160次。胎心位置因胎位而异。如是头位，胎儿头朝下，应在准妈妈脐孔的右下方或左下方听。若为臀位，胎儿臀在下，就在准妈妈脐孔的右上方或左上方听。要是横位，便在准妈妈的脐部听。如果胎心率每分钟超过160次或少于120次，或节律不规则，很可能是胎儿宫内窘迫的信号。

如何测量宫高和腹围

随着胎儿的生长发育，准妈妈子宫逐月增大。根据子宫大小来判断怀孕月份或估计胎儿大小有一定的参考价值。

以往曾用剑突、脐及耻骨联合等作为参照点，以子宫底高度在其上方或下方的横指数表示子宫大小。鉴于参照点间的距离因人而异，而且子宫大小也不能单以其长径表示，故该法欠准确。

宫高是指耻骨联合上缘至子宫底最高点的距离，代表子宫长径，脐水平的腹围代表子宫横径及前后径。综合3个径线能较为准确地反映出子宫的大小，是估计孕月及胎儿发育的简便而又较为可靠的方法。一般自怀孕第5个月开始进行此项检查，定期测量，分别绘出宫高及腹围曲线，构成怀孕图的重要组成部分，与正常曲线对照，可协助发现胎儿生长受限、羊水过多或巨大儿等异常情况。需要注意准妈妈体重过轻、过重对腹围测量的影响，在分析结果时应加以考虑。

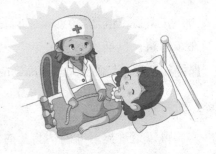

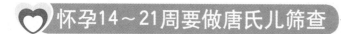

怀孕14～21周要做唐氏儿筛查

唐氏综合征（唐氏儿）即先天愚型，系因第21对染色体数目比正常多一条所致，又名21-三体病。它是引起弱智的一种较为常见的原因。患儿除具有一定的体表特征外，还伴有智力低下，部分合并有心脏畸形等症。此类患儿因抗病能力低下，往往会在婴幼儿期夭折；幸存者由于智力低下，仅能从事简单劳动；严重呆傻者生活不能自理，成为家庭与社会的负担。

已知唐氏综合征发病率在高龄准妈妈中明显高于年轻准妈妈，25～35岁发病率为0.15%，35岁以上为1%～2%，40岁以上则为3%～4%；生育过1次患儿者，再分娩同类患儿的概率为1/60。

值得庆幸的是，现在可以在产前诊断中诊断出唐氏综合征。唐氏综合征产前筛查的方法，包括B超观察胎儿颈后皮肤皱褶的厚度、血液生化检测（含甲胎蛋白、绒毛促性腺激素及妊娠特异蛋白比值的变化）。羊水细胞的染色体核型分析，或荧光原位杂交技术检测第21对染色体数目等为确诊的手段，但它是一种有创性检查，流产的风险为1%左右。血液生化筛查简便，有助于筛出高危人群，筛出的少数高危人群再进一步进行羊水检查。目前按照卫生部规定，许多医院对35岁以下准妈妈进行唐氏综合征的血液生化筛查，筛查结果为低风险时，便可以继续妊娠；筛查结果为高风险时，则应进行羊膜腔穿刺，抽取羊水进行检查。目前我国对35岁以上的准妈妈，建议做羊膜腔穿刺检查。但筛查试验存在着假阴性及假阳性的可能，准妈妈本人可根据个人具体情况向医生咨询，进行知情选择。唐氏综合征血液生化筛查时间在怀孕14～21周，最好早些做，以便在发现异常后仍可留有充足的处理时间。羊膜腔穿刺检查在怀孕的16～20周进行效果较好。

怀孕24周后做血糖筛查的重要性

血糖筛查一般会在怀孕24～28周进行。这项检查十分重要，因为检查出的血糖值可以反映出是否有妊娠期糖尿病，如果血糖筛查值高则需要进一步做糖耐量试验进行明确诊断。如果血糖值很高，可能出现流产、早产，巨大儿、虚弱体质儿或患妊娠期高血压疾病、羊水过多等并发症。妊娠期糖尿病的治疗一般以调整饮食为重点，应多遵照医生的指导进行科学饮食。对一些高风险的准妈妈，医生可能提前安排做血糖筛查。

产检能查出羊水异常吗

正常妊娠时，羊水的产生及吸收处于动态平衡中。在妊娠16周，羊水量约为200毫升。此后随着孕周而逐渐增加，到妊娠34周左右达到峰值，一般为1000毫升。之后又逐渐减少，到妊娠40周时，下降到800毫升。任何引起羊水产生吸收失衡的因素均可造成羊水过多或过少。

妊娠晚期羊水量超过2000毫升者称为羊水过多。多数羊水过多可能与胎儿畸形及妊娠合并症、并发症有关。双胎妊娠或血糖高时可发生羊水过多。急性羊水过多常在妊娠20～24周发病，羊水骤然增多，数日内子宫明显增大，患者感到腹部胀痛、行动不便、呼吸困难、不能平卧。慢性羊水过多常发生于28～32周，羊水在数周内缓慢增多，出现轻微的压迫症状或无症状，仅腹部增大较快。B超检查是主要的辅助检查方法。

妊娠足月时羊水量少于300毫升者称为羊水过少。主要原因为胎儿泌尿道畸形、胎盘功能不良、胎膜早破。准妈妈脱水或使用某些药物亦可引起羊水过少。羊水过少是胎儿危险的重要信号，可能导致胎儿缺氧及畸形。B超检查也是判断羊水过少的辅助检查方法。

为什么要及时监护多胎妊娠

一次怀孕宫腔内同时有两个或两个以上胎儿时称为多胎妊娠。近20年来，由于辅助生育技术的广泛应用，多胎妊娠发生率明显增高。多胎妊娠多有家族史，月经间期曾用过促排卵药或体外受精多个胚胎移植。主要临床表现为恶心、呕吐等妊娠反应重；妊娠中期以后，体重迅速增加，腹部增大明显，下肢水肿、静脉曲张等压迫症状出现早而且明显；妊娠晚期常有呼吸困难、活动不便。在产科检查时，子宫大于停经月份，不同部位可听到两个或多个胎心，通过B超检查可确诊。双胎妊娠时，母婴并发症均多，应加强孕期检查及监护。

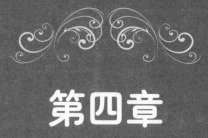

第四章
孕晚期

就快和宝宝见面啦

进入孕晚期，准妈妈可能出现肋下疼痛、胸闷气短、手脚水肿、背部疼痛、恶心、呕吐、进食不佳等症状。别紧张，这些都是子宫压迫胃部和胸腔造成的。随着预产期的临近，子宫开始慢慢下沉，不再压迫胸腔和和胃部，开始胃口大增，但是下沉的子宫会压迫膀胱，出现尿频现象，有的准妈妈还可能尿失禁。可能分泌初乳，也可能开始感觉到宫缩。但是，所有的不适都无法抑制你迎接宝宝降生的急切心情，那么放轻松，注意饮食，按时进行产前检查，随时等候宝宝的到来吧！

安心小叮咛

腰背疼痛——孕期，由于关节和韧带松弛，尤其是盆腔韧带变软伸展等原因，准妈妈容易感到腰背疼痛。准妈妈要尽量避免增加腰部负担，尽量调整行动的姿势，适当按摩可以缓解这些症状。必要时到医院就诊，以缓解疼痛。

定期去医院进行产前检查——越临近预产期，产前检查的频率就越高。怀孕8～9个月，每两个星期检查一次，进入第10个月就要每星期检查一次。

随时监测身体状况——若感觉异常，如出现全身瘙痒并伴有失眠、疲劳、恶心、呕吐、食欲减退等症状，或胎动异常、腹痛、宫缩以及阴道流血等则应及时去医院就诊。

孕晚期准妈妈和胎儿变化

准妈妈忍耐一下吧，很快就能和宝宝见面了（见表4-1）。

表4-1 孕晚期准妈妈和胎儿的变化

时间	第8个月	第9个月	第10个月
准妈妈的变化			
变化的内容	子宫底升至肚脐和胸骨下方之间，腹部不适，脚易肿胀。可能分泌初乳。很多准妈妈会有脱发现象	子宫底达到胸骨下方，肋骨下部突出，可能有肋下疼痛现象。呼吸频率加快，可能感到心悸气短	子宫开始慢慢下沉，胸闷、气喘症状消失，食量大增。但是下沉的子宫压迫膀胱，造成尿频、漏尿等症状
胎儿的变化			
变化的内容	心、肺、肾等器官和脑部中枢神经发育完成。宝宝活动力强，多半能自己回转成适合分娩的"头位"	皮下脂肪增加，身体变得圆滚，皮肤由透明变成有弹性的粉红色。外表跟新生儿没什么差别	大多数宝宝以"头位"的姿势固定于骨盆腔内。胎动减少。过了36周就不用担心会生下体重不足的早产儿了

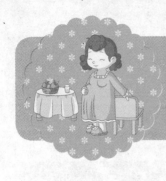

孕晚期的各种变化

❤ 身体会发生什么变化

为适应不断增大的子宫和胎儿的需要，准妈妈的身体会不断发生变化。胎儿生长，使肋骨下部突出；呼吸频率加快；使韧带，尤其是臀部和盆骨韧带伸展；乳头可能分泌初乳；可能开始感觉到宫缩；怀孕后子宫血流量增加10倍；很多准妈妈会有脱发现象。

❤ 腹部每天会感觉发紧

在孕晚期，一天中会出现几次持续约30秒的腹部紧缩感，称为无效宫缩。收缩并不意味着准妈妈已临产，真正的临产宫缩与这种感觉是不同的，它们是有规律的，大约5分钟1次，持续时间大于30秒，疼痛会逐渐加重，并不会消失。这种规律宫缩在到达临产时才出现。孕晚期每天有几次腹部发紧是正常的，此时准妈妈需要放松，或者躺在床上，直到那种感觉消失为止。

❤ 手脚出现肿胀

接近孕晚期，许多准妈妈会出现手掌、手指、脚踝轻度肿胀的现象，这与体内的水、钠潴留有关。此时，最好摘掉戒指，做一些手部活动，并多抬高手臂，直到胎儿出生，肿胀消退。

如果一天中到了傍晚才出现浮肿，多半为正常现象。因为活动了大半天，水分集中于下肢，产生浮肿是正常现象。但如在早晨起床发现脸、手、脚出现浮肿，则要注意了。尤其是一般准妈妈的浮肿常发生于小腿、脚踝，如有全身性水肿，则可能是出现了异常情形。另外，如发现体重快速增加（正常孕期体重增加，一星期不超过500克），若一星期增加超过1000克以上，则要考虑可能不是单纯的发胖，而可能是病理性浮肿，需要及时去医院就诊。

脸部变圆、发肿

这是由于孕期皮质醇激素和雌激素的影响导致体内脂肪重新分布。正常怀孕时，额外体液也聚集在皮下。轻度浮肿，休息后会有所好转，不会对怀孕有影响；但若是腿部、手臂和脸部出现明显的肿胀，则可能是子痫前期的症状。这种情况严重时需要去医院就诊，并且准妈妈要向医生说明肿胀情况。

乳头溢出淡黄色液体

有可能是初乳。初乳为淡黄色水样分泌物，是最初产生的乳汁。通常仅在分娩后出现，有时在两次或多次妊娠时，或在分娩前出现，如果溢出的液体是蛋黄色或乳白色，一般是正常现象。如溢出的液体为黄绿色、棕色、血色或无色浆液样，乳房硬结、肿块，或有红、肿、热、痛等感觉，就应及时就诊。

腹部变大后会感到不适

此时胎儿已经很大并且占据了腹部中很大一部分的空间，因此对于准妈妈来说不仅仰卧变得困难，而且仰卧时子宫重量压迫了重要的大血管，这会导致血压下降，继而会引发休克，因而不要采取仰卧姿势。到了这一阶段，胎儿可能挤压肋骨，导致肋骨痛。胎头入盆后，这些不适感会减轻。准妈妈睡觉时可以采取左侧卧位或其他体位来减轻压力。

感觉呼吸短促

感到不能深呼吸是正常的。这是由于子宫逐渐增大，将横膈向上顶，膈肌

第四章

活动幅度减少，胸腔窄，影响到胸部的呼吸肌肉所致。由于子宫的不断增长，占有的空间也越来越大，对隔膜的压力增大，导致呼吸困难。

另外，体内需氧量的增加，促使准妈妈不得不加快呼吸。若天气闷热，在空气不流通的地方待的时间太久，准妈妈会有呼吸困难与憋气的感觉。应避免到拥挤的公共场所，多到户外呼吸新鲜空气。仰卧时若感到不舒服，可抬高枕头，采取半卧位，或侧卧姿势。有心肺疾病的患者若出现呼吸短促、气喘等现象要及时去医院治疗。

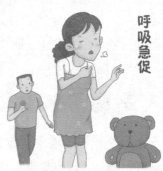

呼吸急促

腹部皮肤发痒

随着腹部的增大，腹部皮肤随之伸展以适应不断长大的胎儿的需要。这种伸展可引起皮肤瘙痒。用些面霜、炉甘石液及婴儿油可以滋润皮肤，有助于减轻瘙痒症状。严重的时候会出现全身瘙痒，并伴有失眠、疲劳、恶心、呕吐、食欲减退等症状。如果在孕晚期出现，则要引起注意，尽快到医院就医。

总感觉背部疼痛

在整个孕期，关节和韧带松弛，尤其是盆腔韧带变软伸展以使胎儿更容易娩出。而且，胎儿重量的增长使腹壁肌肉力量减弱，因而后背的压力增加。并且准妈妈由于重心改变，可能会习惯性地向后仰，从而更加重了对后背的牵拉。如果后背持续疼痛，并且病情严重，应到医院就诊。

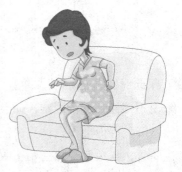

有时候会感到肋下疼痛

如果胎儿是头位，那么胎动有时会碰痛准妈妈的肋下。臀位时偶尔胎头的撞击也会引起肋下疼痛。如果没有其他不适，则没有什么危险。有时肋下尖锐的刺痛只是臀位的信号。

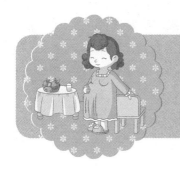

营养饮食

❤ 孕晚期的饮食原则

怀孕全过程皆需补充钙，但孕晚期钙的需要量显著增加，一方面母体钙的贮备增加，另一方面胎儿的牙齿、骨骼钙化加速。胎儿体内的钙一半以上是在怀孕期的最后2个月贮存下来。在孕晚期，当准妈妈钙的摄入量不足时，胎儿可动用母体骨骼中的钙，致使准妈妈发生软骨病。胎儿缺钙时还会发生腭骨及牙齿畸形、不对称现象。孕晚期钙的供给量应为每日1500毫克，为未孕女性的2.5倍。准妈妈多吃含钙丰富的食物的同时，还应多摄入维生素D，因其能促进钙的吸收。

孕晚期维生素B_1不足，易引起呕吐、倦怠、肌体无力，还可影响分娩时的子宫收缩，使产程延长，分娩困难。

❤ 如何为分娩储存能量

准妈妈要根据自身体重的增加来调整食谱，为分娩储存必要的能量。饮食的调味要尽量清淡，少吃盐和酱油。实在难以下咽时，可以用果酱、醋来调味。平时可少吃多餐。

多吃含有丰富胶原蛋白的食品，如猪蹄等，有助于增加皮肤的弹性。

多吃鲫鱼、鲤鱼、萝卜和冬瓜等食物，有助于缓解水肿症状。

多吃核桃、芝麻和花生等含丰富不饱和脂肪

鲤鱼

103

酸的食物，以及鸡肉、鱼肉等易于消化吸收且含丰富蛋白质的食物。

多选用芹菜和莴笋等含有丰富的维生素和矿物质的食物。

经常吃一些富含碘的食物，如海带和鱿鱼等。

孕晚期为什么要多补充维生素

一般来说，怀孕13～28周前发生的妊娠终止叫做晚期流产，28～37周前产下的体重1000～2500克的宝宝，被称为早产儿。准妈妈在平时经常摄取含大量钙和维生素的食物可预防流产和早产。

准妈妈还应该吃一些维生素E含量丰富的食品。如果在怀孕期间缺乏维生素E就很容易出现流产等危险情况。在小麦胚芽、向日葵油和羊肉里含有比较多的这类物质。羊肉对防止早产也很有帮助。《吉尼斯世界纪录》上所记载的营养价值最高的水果——鳄梨中也含有极为丰富的维生素E。

此外，维生素C可以促进伤口快速恢复，充足地补充骨蛋白能有效预防和治疗各种骨骼疾病。如果想要尽快摆脱各种产后后遗症的困扰并让虚弱的身体恢复起来，可以在怀孕第10个月里进一步增加维生素C的摄取量。补充维生素C的最佳方式莫过于吃蔬菜和水果了，西芹、白菜、青椒、菠菜、橘子、绿茶和莴笋是最佳的选择。此外，莴笋还有促进乳汁分泌的作用。

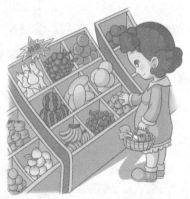

为什么准妈妈不宜吃刺激性食物

浓茶、咖啡、酒及辛辣调味品等刺激性食物会刺激人的食欲，让人胃口大开。但如果过量食用，会引起胃部不适、消化不良、便秘、痔疮等不适。随着怀孕后胎儿的增大，准妈妈的消化功能和排便本来就会受影响，如果仍然保持进食刺激性食物的习惯，不仅会影响营养的供给，也会加重便秘、痔疮等症状。

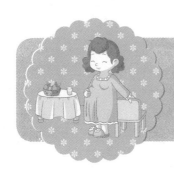

护理要点

如何缓解坐骨神经痛

有的准妈妈这时会出现坐骨神经痛，要注意休息，避免劳累。疼痛厉害的时候，最好请医生进行治疗。

平时可以平卧，将脚架高，使得脚的位置和心脏的位置接近，使静脉回流增加更为舒畅。睡觉时采取左侧卧位，并在两腿膝盖间夹放一个枕头，以增加流向子宫的血液。白天不要以同一种姿势站着或坐着超过半个小时。

如何缓解尿失禁

仰卧，两膝弯曲，双脚平放，好像要中止排尿那样地用力收紧肌肉，然后停顿，再用力缩进，直到再也使不出更大的力气为止，维持此状态片刻，然后逐渐放开。重复10次，每日至少练习3～4次。

如何应对骨盆压力大

在孕晚期（尤其接近分娩的时候），准妈妈有时会感觉自己总像是要跌倒，好像胎儿在把自己往地上推一样。这种来自骨盆的压力是非常正常的，它通常表明胎儿已经下降了，或者部分进入骨盆入口了。当准妈妈坐下或站起来的时候都会发生盆骨痛，这种不舒服的感觉会持续1分钟左右，这属于正常现象。准妈妈可以躺在床上，在屁股底下垫几个枕头，试着把臀部抬高，高过肩膀。准妈妈也可以去药店或母婴商店买腹带，绑在下腹部，从而有助于支撑胎儿。

掌握胎动的规律

准妈妈会在怀孕18～20周开始感觉到胎动，此时胎动微弱，有时不易与肠蠕动区别开。其实，在胚胎期胎儿就有活动，只是活动微弱不易被准妈妈察觉；怀孕29～38周胎动最活跃，至足月时略有减少。胎动是反映胎儿在宫内安危的最敏感指标。正常胎动计数标准为：每12小时大于30次。

昼夜之间，胎动的次数有变化。通常上午8～12时，胎动均匀，以后逐渐减少；下午2～3时，胎动最少；至晚上8～11时，胎动频繁。

芝宝贝提醒

胎动不仅是胎儿向准妈妈传递的信号，胎儿不断发育的一种表现，也是胎儿与父母互动的良好方式。很多人会为胎儿的这些小动作而欣喜不已。

怀孕30周后开始每天数胎动

在怀孕28～30周后，准妈妈若能坚持数胎动，发现胎动异常及时就医，便有可能挽救濒危的胎儿。每日早、中、晚各计数胎动1个小时，正常胎动为大于3次/小时；也有将3小时计数之和乘以4作为12小时内的胎动数，正常应在30次以上。胎动增多或减少，均提示胎儿有异常情况，应及时就诊。

怀孕晚期夫妻同房有危险吗

孕晚期，准妈妈腹部逐渐隆起，子宫口容易张开，易导致感染及羊水早破，尤其是怀孕9～10月时，同房极易造成早产，此时同房次数要尽量减少。

性高潮会引起早产吗

不会。性高潮与早产没有任何联系。然而在孕晚期，性高潮会引起宫缩，大约可持续半个小时，看起来像是临产，但并不是真正的临产宫缩。到目前为止，没有证据证明性高潮能引起早产。

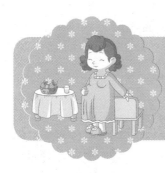

疾病防治

妊娠期高血压疾病的危害

在怀孕20周以后，准妈妈出现的血压升高、蛋白尿或伴有水肿，严重者有头痛、头晕，甚至抽搐、昏迷等现象，称为妊娠期高血压疾病、子痫前期（轻度、重度）或子痫。它是孕期特有的并发症，发病原因尚不明了，分娩后上述症状随之消失，可见它与怀孕存在直接关系。该病严重危害准妈妈和胎儿健康，是引起孕产妇和胎儿死亡的主要原因之一。

如何预防妊娠期高血压疾病

预防妊娠期高血压疾病，特别是重度子痫前期及子痫，是降低围生期母婴死亡率的重要一环。

首先，准妈妈一定要按时进行产前检查，监测血压、尿蛋白及浮肿情况。妊娠期高血压疾病初期并不一定都有明显的自觉症状，只有定期检查才能及早发现，准妈妈不能因怕麻烦而忽视这一点。其次，一旦发现血压升高或浮肿等，则应密切与医生配合，注意休息，并采取左侧卧位以减少子宫对下腔静脉的压迫，使下肢及盆腔的血液能充分地回流到心脏，从而保证肾脏及胎盘的血液灌注量。注意多吃高蛋白食

芝宝贝提醒

患有妊娠期高血压疾病的准妈妈，一旦出现头痛、眼花、眼前出现闪光点、恶心、呕吐或上腹剧痛以及胎动减少等症状，往往提示疾病将发生急剧的变化，应及时就诊。

第四章

物，适当控制食盐的摄入量；必要时遵医嘱服用药物。及时控制病情，避免病情恶化。

孕晚期出血怎么办

前置胎盘及胎盘早期剥离，是孕晚期的严重并发症。大量的失血可导致休克，若处理不及时将会危及准妈妈及胎儿的生命。孕期的B超检查可以确诊胎盘的位置。但在孕早、中期检查发现胎盘位置低时，由于胎盘可能随孕月增长而上移至正常位置，故此时若无阴道出血，不需做特殊处理，可定期检查胎盘位置的变化。

怀孕32～34周，胎盘仍处于低位时，才能做出低置或前置胎盘的诊断。一旦发生孕晚期出血，准妈妈应立即到医院就诊，必要时住院观察。孕晚期或临产后，胎盘低置或轻度胎盘早期剥离的准妈妈若阴道出血不多，情况良好时，可以严密观察，有时仍可能自阴道顺利分娩；但若出血量增多、腹痛加重或产程进展不顺利，则需要立即行剖宫产结束分娩。

芝宝贝提醒

降低人工流产率及盆腔感染，对预防前置胎盘的发生可能有一定的作用。及时发现并治疗妊娠期高血压疾病，避免外伤和胎膜早破等，有助于减少胎盘早期剥离的发生。

发现胎动异常怎么办

当准妈妈突然感觉到胎动异常，经过短时观察不能缓解时，就要立即就诊。

如果准妈妈得了感染性的疾病或是流感，体温超过38℃，会使胎盘、子宫的血流量减少，胎儿也就变得安静许多。当准妈妈受到严重的外力撞击时，就会引起剧烈的胎动，甚至造成流产、早产。胎动突然加剧，随后很快停止，可能是胎盘早期剥离或是脐带绕颈、打结或扭转。由于胎儿缺氧，在早期准妈妈会感觉到胎动剧烈，缺氧持续存在或严重时，胎动则会减少或停止。

胎动异常是宝宝发出的呼救信号。遇到这种情况，准妈妈应该马上去医院。

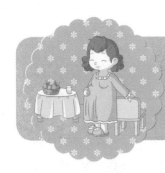

产检内容

♥ 前置胎盘的危害

　　正常胎盘位于子宫体部的前壁、后壁、侧壁或底部。当胎盘附着部位较低，部分或全部覆盖在子宫颈内口上，则形成前置胎盘。胎盘的下缘位于子宫下段或接近子宫颈内口，为低置胎盘及边缘性胎盘；胎盘部分性或完全性地覆盖于子宫颈内口，则为部分性或完全性（又称中央性）前置胎盘。孕晚期，子宫不规律收缩，子宫下段扩张，可使覆盖于子宫颈内口处的胎盘与子宫壁分离，从而引起出血。前置胎盘的出血量与胎盘覆盖子宫颈内口的程度有关，覆盖面越大，出血越早，量亦越多；反之，则出血晚，甚至临产后才发生出血，量会少些。此种出血的特点是血色鲜红且不伴有腹痛。

♥ 什么是胎位不正

　　胎儿在羊水当中，身体可以自由地向上或是向侧面活动。然而，到了怀孕末期，胎儿的头会自然地朝下。但是，如果过了36周后胎头仍然没有朝下，就要考虑是否是胎位不正了。不过也有极少数准妈妈的胎位还会发生变化。

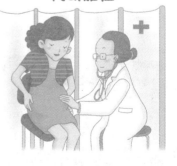

判断胎位

　　胎位不正的原因，有的是因为骨盆狭窄，有的是子宫的形状异常，也有的是腹壁太松或羊水过多，胎儿在子宫内不受约束。不正常的胎位，如臀位和横位，可以在产前检查时及时发现。双胞胎、前置胎盘也可造成胎位不正。

胎位的种类

　　胎儿在子宫内的位置叫胎位，正常的胎位叫枕前位，即头部在下、臀部在上、胎头略低、下颏紧贴着胸部、背在前、后枕骨最低。这种胎位占所有胎位的90%以上，是比较正常的胎位。

　　不正常的胎位有：头部在上、臀部在下的臀位；有横在子宫内，胎头在准妈妈一侧的横位；虽然头在下，但后枕骨和胎背在后的枕后位；或者胎头不是俯屈，而是伸直甚至后仰的额位或面位。胎位不正是造成难产的主要原因之一。

怀孕38周左右进行B超检测的重要性

　　在怀孕38周左右做B超检测，可以明确检测出羊水的多少和胎盘功能，以及胎儿有无脐带绕颈等。如果有羊水过少、胎盘钙化、胎儿脐带绕颈等状况，医生会结合准妈妈的具体情况考虑是否终止妊娠。同时，B超可以查清胎儿的胎位，从而评估准妈妈是否能够自然分娩。

怀孕36～38周后进行胎儿监护的重要性

　　胎心监护可连续观察在分娩过程中胎儿的变化。胎心监测仪在我国临床上已普遍使用，使用时在产妇腹部放置两种探头，一种为胎心探头，一种为宫缩探头。探头用带子固定在腹部。医生会根据胎动次数、宫缩与胎头的关系判断胎儿在宫内的情况。

足月胎儿体型较小的原因

　　最常见的原因是遗传因素，尤其是准妈妈或者准爸爸较为矮小。另外，胎盘没有完全发挥功能，因此胎儿不能从胎盘中获得足够的营养和氧气，这叫做胎盘缺陷，但这是暂时的，与子痫前期等有关；另外，也有可能是孕周计算错误；还有一个少见的原因是染色体或遗传疾病阻碍胎儿生长。

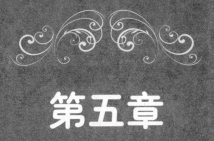

第五章
胎 教

胎教，宝宝美好前途的奠基石

胎儿发育能力是惊人的：从2个月起小家伙就可以在子宫里运动了；3个月的胎儿皮肤已经有压觉和触觉了；4个月的胎儿有冷觉、听觉；5个月的胎儿有温热觉、味觉；6个月时的胎儿听力几乎与成人相等；7个月的胎儿对痛觉已十分敏感并且也有了嗅觉；胎儿的视觉发育较晚，8个月时才能够凝视光源。胎儿有习惯也有情绪，更惊人的是胎儿还有记忆，他会对反复的信息刺激产生固定的条件反射。如果我们从胎儿时期就开始对宝宝进行适度的教育，那么对宝宝的身心发展将有很大帮助。我们实施胎教的目的，不是教胎儿唱歌、说话、算算术，而是通过各种适当的、合理的信息刺激，促进胎儿的各种感觉功能的发育成熟，为出生后的早期教育打下一个良好基础。许多事实证明经过胎教训练后出生的孩子，生活和学习能力都较强。如果在出生后继续进行早期教育，每一个孩子的素质潜能都会得到充分开发。准爸爸、准妈妈们：为了宝宝能够拥有一个美好的未来，让我们开始胎教吧！

安心小叮咛

正确认识胎教——准爸爸、准妈妈要详细了解胎教的相关知识，正确认识胎教，只有这样你们才能真正接受并实施胎教。

科学实施胎教——准爸爸、准妈妈要合理把握胎教的时机，按照宝宝发育的自然规律科学实施胎教，只有这样才能真正对宝宝的身心发育起到促进作用。

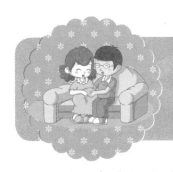

不可不知的胎教问题

❤ 什么是胎教

胎教分为广义胎教和狭义胎教。

✳ 广义胎教

指为了促进胎儿生理上和心理上的健康发育成长，同时确保孕产妇能够顺利地度过孕产期所采取的精神、饮食、环境、劳逸等各方面的保健措施。因为没有健康的母亲，也不会生出强壮的宝宝。有人也把广义胎教称为"间接胎教"。

✳ 狭义胎教

是根据胎儿各感觉器官发育成长的实际情况，有针对性地、积极主动地给予适当合理的信息刺激，使胎儿建立起条件反射，进而促进其大脑机能、躯体运动机能、感官机能及神经系统机能的成熟。目前人们从全新角度看待胎教：胎儿在准妈妈腹中接受"硬件"和"软件"升级的过程中，如果能够持续接受具有一定积极意义的刺激，那么将来宝宝出生后就能够脱颖而出。狭义胎教亦可称为"直接胎教"。

所以胎教是以临床优生学与环境优生学相结合的具体措施。

❤ 什么是斯瑟蒂克胎教法

美国一对普通夫妻生下的孩子竟然都是智商高达160以上的天才，他们所采用的胎教方法一时之间成为人们讨论的话题。根据这对夫妻的名字，此胎教法被称为"斯瑟蒂克胎教法"，其主要内容是对胎儿说话并通过卡片教授胎儿文字与数字。它意味着有某一因素能够超越遗传，对人类的智商起到决定性的作用。斯瑟蒂克胎教法的中心思想是，只要以准爸妈对宝宝的爱为基础，制订完全的怀孕计划，并积极地将其付诸实践，无论是谁都可以生下聪明伶俐的宝宝。

这对夫妻看重的就是宫内教育。斯瑟蒂克夫妇一直坚信"每一个宝宝都是天才"，正是在这种观念影响下他们从怀孕开始的时候就坚持对胎儿说话，还利用卡片教授胎儿文字和数字。除此以外，他们的胎教方法还包括听音乐和浏览图书，以及将准爸爸和准妈妈的生活趣事用非常自然的语调说给胎儿听，努力为胎儿创造温馨的环境。

芝宝贝提醒

实际上，不是顺应自然而是人为地去制造天才是一种徒劳的行为。胎儿可以清楚地察觉到准爸妈的声音和情感，也可以分辨话语的意图。所以，准爸妈的心中不能有一丝急功近利的思想，而应该怀着即将与胎儿相见的喜悦心情进行胎教。

胎教应从什么时候开始

如果想进行比较正规的胎教，就应该从怀孕之前开始准备。如果不这样做，就很可能错过进行早期胎教的重要时机。

无论是传统胎教还是现代胎教都反复强调"胎教不是一门生产技术，而是一种心理准备和生活态度"。胎教之所以要比怀孕更早地进行，是因为良好的心理准备和生活态度不是一朝一夕就可以养成的。夫妻开始积极进行怀孕的准备，从胎教的角度来看，这就是一个最好的开端。

谁是胎教的主角

母体既是胎儿赖以生存的物质基础，又是胎教的主体。一方面，母体为胎儿的生长发育提供了一切必要的条件，母体的身体素质和营养状况直接关系到胎儿的体质健康；另一方面，准妈妈的文化修养、心理卫生情况又不可避免地在胎儿幼小的心灵打下深深的烙印，对其精神世界产生不可低估的影响。因此，孩子生命中第一任老师的重要角色责无旁贷地落在了妈妈的身上。

一般情况下，从发现自己的腹内已萌发出一个小生命时起，多数准妈妈便意识到保护和培养这一幼小生命的责任感和使命感。她努力捕捉来自宫内的任何一点细小的信号，自然而然地开始了和小生命的"对话"，进行着亲切而又温暖的交流。

当然，由于每一位准妈妈的家庭环境、文化素养、道德修养、对胎教的认识与付出的时间和精力，以及投注的爱心等方面的差异，造成了胎教的不同结果。因此，每一位即将做妈妈的人都应充分认识自己所肩负的责任，增强体质，加强修养，很好地进入"主角"的角色。

芝宝贝提醒

也许有些准妈妈会因为自己的文化水平不高等因素而感到气馁，对胎教缺乏信心。其实，在胎教过程中最为关键的莫过于妈妈的爱心。只要准妈妈把培养孩子作为生活的中心，付出一切可能的精力和时间，倾注全部的爱心，孩子就一定能感受得到。

准爸爸在胎教中怎样起作用

胎儿虽然是在准妈妈的腹中，但是胎教的责任并不是只由准妈妈一个人承担的。准妈妈在胎教中的主角地位是不可取代的，但准爸爸在胎教过程中同样担负着重要的作用。只有准爸爸与准妈妈互相配合，胎教才能收到神奇的效果。

准爸爸在胎教中能够做的努力可分为两大类："受孕胎教"和"协助胎教"。

受孕胎教就是准爸爸在让妻子怀孕时，努力地优化一切条件，比如，调节身体至最佳状态，坚定孕育杰出下一代的决心等。在准爸爸身体健康、心情放松时孕育的孩子，身体结实、头脑发达的可能性相当高。

在妻子怀孕后，准爸爸要做的协助胎教也是同样重要的。准爸爸的帮助与照顾会使准妈妈的心情变得安定，这是任何人都不能取代的，而准妈妈安定的心情会给胎儿带来很好的影响。

孩子的智商与胎教有关系吗

智商被当做判断孩子聪明与否的核心要素。

智力发展包含着许多复杂的因素。智力以脑组织正常发育为物质基础。首先得保证孩子的大脑是完好的、功能是正常的，再加上后天的教育，才会使孩子

第五章

获得较高智力。因此，准妈妈实施胎教，就必须处于一种良好的心理状态之下，注意营养，使胎儿的生长发育有一个良好的内部环境。

胎教是有意识地对胎儿进行教育，在大脑形成期给予充分的营养和适当的信息诱导其发育。适宜地开发，大脑越发育大脑皮层的沟回相应地就会越多，孩子也就越聪明。

实施胎教后的宝宝有什么特点

❋ 对音乐敏感，有音乐天赋

宝宝一听见胎教时期听到的音乐，就会露出非常高兴的表情，并能随韵律和节奏扭动身体。

❋ 心理行为健康，情绪稳定

宝宝脸上总是挂着笑容，乐呵呵的，活泼可爱。啼哭时稍稍给予安慰，哭声就会减小，甚至停止哭泣，并能追寻声源。吃奶后入睡快，清醒时眼睛亮而有神。夜里能睡大觉，很少哭闹。

❋ 语言发展快，说话早

有的宝宝2~3个月就能发"a、u、ba、ma"音，有的半岁会发"爸、妈、爷、奶、姨"音，1岁会说2~4个字的句子。

❋ 运动能力发展优秀

这些宝宝学习抬头、翻身、坐、爬、站、走都比较早，动作敏捷且协调。

❋ 手的精细运动能力发展良好

抓握、拿、取、拍、打、摇、对击、捏、扣、穿、套、绘画等能力强。

❋ 学习兴趣高涨

喜欢听儿歌、故事，喜欢看书、看字，不少宝宝还不会说话，就拿着书要妈妈讲，学习汉字的能力惊人，智能得到超常发展。

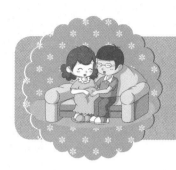

行之有效的胎教方法

语言胎教

✳ 什么是语言胎教

语言是准妈妈和准爸爸与胎儿交流的最直接手段。有关研究发现，一般在怀孕7～8个月的时候，胎儿意识开始萌芽。此时胎儿的神经管道发育已经基本达到新生儿的水平，当胎儿的大脑捕捉到外界刺激时，就会让其穿过神经管道，将这种外界刺激传达到身体各部。这时准妈妈和准爸爸用文明、礼貌的优美语言，有目的地与胎儿进行交流，使胎儿感受最初的语言刺激的方法，就称为语言胎教。

经医学研究和胎教实践表明，语言胎教可促进胎儿语言能力的良好发育。同时，这种方式还可以加强母子之间和父子之间的交流。而且试验表明，准爸爸低沉的声音更能增加胎儿的愉悦感和安全感，所以如果准爸爸经常对胎儿进行语言胎教，会使胎儿的心情更加愉快。

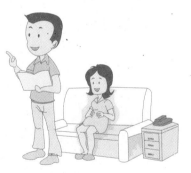

对话可从怀孕3～4个月时开始，每天定时刺激胎儿，每次时间不宜过长，1分钟足够。对话的内容不限，可以问候，可以聊天，可以讲故事，以简单、轻松、明快为原则。

早晨起床前轻抚腹部，说声："早上好，宝宝。"打开窗户告诉胎儿："哦，天气真好！"洗脸、刷牙、梳头、换衣服时，都可以不厌其烦地向胎儿解说。吃早餐时先深呼吸几次，问："闻到了吗？宝宝，这是牛奶啊！"散步时，可以把眼前的景色生动地描述给胎儿："瞧，青青的草，红红的花，多美啊！"淋浴时随着冲洗的动作轻柔地介绍："听，这是流水声，妈妈洗澡啦。"就寝

第五章

前，可以由准爸爸隔着准妈妈的腹壁轻轻地抚摸胎儿，同时实施对话："哦，小宝宝，爸爸来啦，起来活动活动吧。对啦，小手伸出来，小脚丫在哪儿呢？让爸爸摸一摸。啊，会蹬腿了，再来一个……再见！"最好每次都以相同的词句开头和结尾，这样循环往复，不断强化，效果会比较好。

随着怀孕的进展，每天还可适当增加对话次数，可以围绕父母的生活内容，依次教给胎儿周围的每一种新鲜事物，把看到的、感觉到的事物仔细说给胎儿听，把美好的感觉反复传授给胎儿。

值得注意的是，由于胎儿还没有形成对这个世界的认识，不知道谈话的内容，只知道声音的波长和频率，而且，他并不是完全用耳朵听，而是用他的大脑来感觉，接受着母体的感情。所以在与胎儿对话时，准妈妈要使自己的精神和全身的肌肉放松，精力集中，呼吸顺畅，排除杂念，心中只想着腹中的宝宝，把胎儿当成一个站在自己面前的活生生的孩子，娓娓道来，这样才能收到预期的效果。

✳ 为什么要多与胎儿亲切讲话

准妈妈或家人用文明、礼貌、富有感情的语言，有目的地对子宫中的胎儿讲话，可以给胎儿的大脑新皮质输入最初的语言印记，为后天的学习打下基础。

在孕期中，胎儿不断生长发育，其大脑逐渐开始有皱褶，掌管智能和感情的前脑逐渐发达，即形成了"人脑"。人脑从内侧往外分古皮质、旧皮质、新皮质三大部分。唯人类有区别于其他动物的新皮质，且特别发达。新皮质是用来学习知识和进行精神活动的。

✳ 准爸爸多与胎儿讲话有什么好处

声学研究表明：胎儿在子宫内最适宜听中、低频调的声音，而准爸爸的说话声音正是以中、低频调为主。因此，如果准爸爸能坚持每天对子宫内的胎儿讲话，从而唤起胎儿积极的反应，有益于胎儿出生后的智力发育及情绪稳定。

另外，没有经历过胎教的新生儿常常会有这种情况：不熟悉的女性逗宝宝，宝宝会微笑；而爸爸逗宝宝，宝宝反而会哭。这正是因孩子从胎儿期到出生后

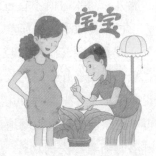

的一段时间里，对男性的声音不熟悉所造成的。为了消除新生儿对男性特别是对爸爸的不信任感，胎儿长到5个月后准爸爸应开始养成与胎儿对话的习惯。

同时，这也有利于稳定准妈妈的情绪。当准妈妈看到准爸爸如此关注自己腹中的胎儿时，就不会再为孕期的很多不可预测的事情而担心害怕了。

✳ 给胎儿读童话

读童话也是胎教的重要内容之一。如果夫妻两人能够用温柔的声音为胎儿读一读童话故事，就可以刺激其脑部，提升胎儿的潜力。

通过阅读不同的童话故事，准妈妈不仅可以将勇气和友情等概念传授给胎儿，还可以培养胎儿的想像力和好奇心。此外，如果准妈妈能用自己丰富的想像力将童话书中梦一般的世界转述给胎儿，则意味着胎儿将在这一过程中获得健康而安宁的情绪。如果带着丰富的感情朗读，更能促进胎儿感性能力的发育。

如果希望将童话读得有趣，首先要让自己的感情融入其中。可以呼唤胎儿的小名，用口语给胎儿讲出自己看到的故事，不用强求情节和原书中一样。如果能偶尔根据图画的内容改编故事，也会让自己和胎儿都增加几分新鲜感，对胎儿的想像力也十分有帮助。有的准妈妈边说边走感觉很好，也有的准妈妈在朗读童话书时，会不断抚摸自己的腹部，以求为胎儿带来温暖的感觉。总之，我们提倡准妈妈以各种有效的方式坚持每天为胎儿阅读，在读到故事的结尾处时，准妈妈也可以将自己的感想与胎儿进行亲切的交流。不过需要注意的是，无论以怎样的方式来读，都要注意发音的准确性，因为只有这样才能完整地表达。在朗读之前如果先做一些针对舌头、嘴唇和口型的训练，会很有帮助。

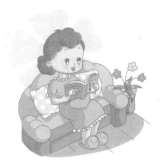

✳ 日记胎教

准妈妈可以将自己点点滴滴的心情记录下来，也可以记下最近感受到的变化。如果身体有异常，准妈妈是一定要记录的，要写清时间、感觉和任何可以提供给医生的参考信息，以便和医生进行有效的沟通。

有些准妈妈记录了刚刚得知怀孕消息的日子，第一次感觉到胎动的日子，在B超检查时看到孩子模样的日子，听到孩子心脏跳动的日子等特殊的日子里的喜悦和神秘感。有的准妈妈已经开始写博客，内容就更加丰富了，包括诗句、音乐、摘抄、照片等。

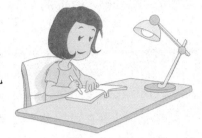

写完一篇日记后可以自己朗读出来，胎儿一定会对爸爸妈妈充满爱意的声音产生好感，这样也会起到胎教的作用。

♥ 音乐胎教

✳ 什么是音乐胎教

早在母亲怀孕6个月的时候，胎儿就已经具备了能够听声音的所有条件。有人做过试验，给出生不久的婴儿播放一段其在胎儿生长时期听过的录音带，婴儿听到熟悉的声音就不再哭泣，而会安然入睡。这说明孩子在胎儿时期就对血液出入胎盘的湍流声、母亲的心跳声和肠道蠕动的声音有了深刻的印象，一旦再现这种环境，便又勾起了婴儿的情绪反应。还有人做过试验，给8个月的胎儿听大管弦乐曲《彼埃尔和狼》，胎儿听后有活动。当宝宝降生后，只要一听到大管弦乐曲就会立即停止叫喊和骚动，并露出笑容来。由此看来，优美的音乐能够给胎儿留下比较深刻的印象。可以说，利用音乐直接对胎儿进行教育（刺激），是怀孕中后期（25～40周）的一项重要的工作内容。

音乐不仅能够陶冶人的性情，而且还可以激发人的想像力。有人曾为7个月的胎儿播放婴幼儿被动、主动操的音乐，发现播放音乐时胎儿由伸胳膊、蹬腿的激烈动作逐步变为安静、舒展、有规律的蠕动。出生15天后再为这个孩子播放这段曾经听了3个月的音乐时，发现他一听乐曲四肢便会马上松弛下来，并且面带笑容，睁大眼睛四处张望。两个半月时，他开始表示出对音乐以及收录机的极大兴趣，只要一放乐曲，就会双手挥动，而且脾气、性格很好，从不大哭大闹，动作发育也明显早于其他同龄孩子，是一个耳聪目明、有着良好智力发育前景的孩子。

✳ 音乐如何在胎教中起作用

音乐是一种有节奏的空气压力波，对人类的心理活动与生理活动有着极大的影响。音乐的物质运动过程与人体的物质运动过程比较一致。音乐的节奏作用于准妈妈，也能影响胎儿的生理节奏，使胎儿从音乐当中受到教育。而且，音乐可影响准妈妈的生理与心理，起到有益于身心健康的作用。

在心理方面，音乐能使准妈妈心旷神怡，改善准妈妈的不良情绪，消除她的忧虑。准妈妈将其心境通过多种途径传递给腹中的胎儿，可让胎儿也得到同样美满而又幸福的享受。

在生理方面，经科学试验证明，人体内有一百多种生理活动具有音乐的旋律。悦耳怡人的音乐可促使母体分泌出一些有益于健康的激素，对心血管、内分泌和消化系统都有一定的促进作用。

由于音乐旋律产生的声波刺激，可提高生物体内酶的活性，调节血流量和使神经细胞兴奋，还能使胃的蠕动变得规律，唾液和胰岛素增多，促进新陈代谢，使母体的免疫能力增强。准妈妈在接受胎教音乐时还能较好地改善和加强大脑皮层及神经系统的功能，并且使得母体与胎儿的生理节奏产生共鸣，进而影响到胎儿全身各器官的功能发育。

✳ 如何实施音乐胎教

实施胎教音乐时不一定要拘泥于一种方式与形式，最常用的办法是和胎儿一起听音乐。

在听音乐的同时，准妈妈可以通过低声哼唱自己所喜爱的、有益于自己及胎儿身心健康的歌曲，从而感染胎儿。准妈妈也可以自己唱一句，随即想像胎儿在自己的腹内学唱。尽管胎儿不具备歌唱的能力，但是他能听到准妈妈的歌声，并且能感受到准妈妈的好心情。这样也能使胎儿得到早期教育。

如果家中有喇叭，准妈妈可以将其放在腹部，当音乐声响起时不断轻轻地移动喇叭，优美的乐曲便可源源不断地传送给胎儿。不过在使用当中需要注意，用喇叭在腹部移动时要轻柔缓慢，并且音乐播放时间不宜过长，以免胎儿过于疲劳。一般以每次5～10分钟为宜。

在音乐伴奏与歌曲伴唱的同时，朗读诗或词以抒发感情，也是一种很好的音乐胎教形式。现代的音乐胎教也正朝着这个方向发展。在一套胎教音乐当中，器乐、歌曲与朗读，娓娓动听，和谐统一，能很好地抒发感情，给准妈妈和胎儿带来美的享受。

适宜准妈妈采用的音乐胎教方法还有许多，每一位准妈妈都可以根据自己的具体情况采取相应的音乐胎教方法。

❋ 准妈妈怎样听音乐最有效果

一般来说，在身心放松时听音乐，效果是最好的。准妈妈可以在调整自己的吸气和吐气后，随着节拍左右移动身体，调整重心；双臂举过头顶，依照顺时针或逆时针方向画圆，反复数次后，将一只手臂平举，与肩同高，然后将腰部移动到重心轴上，再向左右移动手臂；双臂也可以在身体前方画圆。总之，准妈妈尽可以不断变换随自己喜欢、感到舒服的姿势。

❋ 欣赏胎教音乐的最佳方式

准妈妈自己欣赏，条件不限。可以戴着耳机听音乐，也可以不戴耳机听；可以休息时听，也可以做家务时或者吃饭时听；还可以一边听一边唱等。总之，准妈妈可以根据自己的环境随意安排，要尽可能地多抽出一些时间来欣赏胎教音乐。

❋ 音乐胎教最好选用固定乐曲

音乐除了具有声波的作用之外，它和颜色一样，对感觉器官的直接刺激可影响人的心理状态和情绪，并通过旋律、速度及力度的变化影响人的神经系统功能。

选择一些节奏较明显的胎教乐曲，每天都让胎儿先听这些曲子，反复播放，不断地强化胎儿的记忆，当胎儿出生后会对这些曲子有记忆，这样就为胎儿出生后的音乐天赋提供了良好的信息。

❋ 准妈妈唱歌可以刺激胎儿大脑神经发育

虽然胎儿不会张嘴唱歌，但是，只要准爸爸和准妈妈持之以恒地坚持教唱，定能收到好的效果。

具体做法是：准妈妈或准爸爸采用练习音符发音，反复轻声教唱若干遍，每唱完一个音符停顿几秒钟，留出胎儿复唱的时间。在教唱时，可以充分地发挥想像力，想像子宫中的胎儿神奇地张开蓓蕾似的小嘴，随着父母虔诚的音律和谐地跟着学唱。夫妻两人还可以选唱一些简单的乐曲。时间一长，音符刺激可以在胎儿的大脑中构成记忆，奠定后天的音乐基础。

芝宝贝提醒

值得注意的是：在教胎儿唱音符时，室内应保持安静，尽量避免噪声干扰。每天教唱1~2次，每次3~5分钟。最好定时教，并拟订一个施教计划，由夫妻两人交替进行。

❋ 母爱比歌唱技巧更重要

有的准妈妈认为，自己五音不全，没有音乐细胞，哪儿能给胎儿唱歌呢？其实，完全没有必要把唱歌这件事看得过于严肃。要知道给胎儿唱歌，并不是登台表演，不需要什么技巧和天赋，要的只是妈妈对胎儿的一片深情。只要怀着对胎儿深深的母爱去唱，自己的歌声对于胎儿来说，就一定十分悦耳动听。唱的时候可以尽量使声音往上腭部集中，把字咬清楚，胎儿会很喜欢的。

❋ 噪声对胎儿的危害

声音对准妈妈和胎儿的影响是巨大的。日本专家曾经通过调查说明了这样一个事实：家庭环境嘈杂的准妈妈，生下来的孩子对门铃声、玩具碰击声、针刺的疼痛感以及光线刺激等反应极为敏感，并且大都缺乏自制能力。夫妻经常吵架的家庭的孩子也是这样。很显然，嘈杂的声响不仅使准妈妈心烦意乱，而且能对胎儿产生极为不利的影响。因此，准妈妈应当有一个安静的环境。在这种环境下孕育胎儿，才会收到良好的效果。

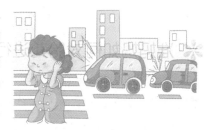

🤍 抚摸胎教

❋ 抚摸胎教有什么好处

怀孕27周时胎儿开始有触觉，准爸爸和准妈妈通过在准妈妈腹部的触摸可以引起胎儿一系列的反应，引起胎儿的运动感觉促使胎儿在子宫内活动，顶头蹬足，反转身体，这些活动将有助于发展胎儿的运动能力和平衡能力。"触"能引起胎儿良好的触觉和动觉，"摸"可以促进胎儿整体的新陈代谢，调整胎儿各部分功能协调统一。所以，触摸胎教为胎儿出生后的培育打下了良好的基础。

✱ 如何进行抚摸胎教

准妈妈平卧于床上，充分放松，将两手放在腹部，按照从上到下、从左到右的顺序随音乐节奏轻轻抚摸胎儿，每次5～10分钟，宜在每天同一时间进行（有习惯性流产史、早产史或先兆流产者不宜采用此法）。

♥ 运动胎教

✱ 什么是运动胎教

当怀孕到4个月时，胎儿就开始逐渐有咂拇指、握拳头，乃至伸展四肢、转身、翻筋头等活动了，这时准妈妈和准爸爸可以通过动作和声音，与胎儿沟通信息，这种准妈妈与胎儿的互动就是运动胎教。

通过这种运动胎教，可以使胎儿的肌肉活动力增强，有利于出生后翻身、抓、握、爬、坐等各种动作的发展。但要注意的是进行运动胎教要经过相应的培训，掌握规范的手法和强度。一般来讲，进行运动胎教的时间，以傍晚胎动频繁时比较理想，但不要太晚，以免使胎儿过于兴奋。

✱ 准妈妈如何对胎儿进行运动训练

准妈妈可以用一个手指轻轻按腹部一下再抬起。开始时，有的胎儿能立即做出反应，有的则要过一阵才有反应。如果此时胎儿不高兴，他会用力挣脱或蹬腿表示反对，碰到这种情况，准妈妈就应马上停止。过几天，胎儿对妈妈的手法习惯了，妈妈手一按压，胎儿就会主动迎上去。到怀孕6～7个月，妈妈已能分辨出胎儿的头和脊，就可以轻轻推着胎儿在子宫中"散步"了。胎儿如果"发脾气"，用力顿足或者"撒娇"，身体来回扭动时，准妈妈可以用爱抚的动作来安慰胎儿，而胎儿过一会儿也会以轻轻地蠕动来感谢妈妈的关心。这时，配合轻松的乐曲可以帮助胎儿发育得更好。

✳ 准爸爸可以多和胎儿进行互动

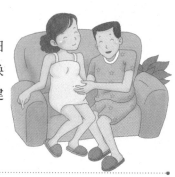

准爸爸可以用手轻抚准妈妈的腹部同宝宝细语，并告诉宝宝这是爸爸在抚摸，并同准妈妈交换感受，这样能使准爸爸更早地与未见面的小宝宝建立联系，加深全家人的感情。

♥ 视觉胎教

✳ 视觉胎教的重要性

随着人们对胎教的关注程度不断上升，视觉胎教也终于出现在了大多数人的胎教课程当中。

胎儿的视觉发育较晚，而且由于宝宝要长到8岁才能获得与成人一样的视觉能力，所以胎儿一般只能分辨光线明暗，不过切不可因此忽略了对胎儿的视觉刺激。对名画进行鉴赏、给图案上色等方法都属于视觉胎教，是训练胎儿感性能力的视觉胎教。准妈妈看到的东西越多，胎儿所能感受到的审美体验就越多。

✳ 视觉胎教的素材有哪些

提到视觉胎教，人们的脑海中也许立刻就浮现出了准妈妈欣赏名画的场景。对于很多人来说，欣赏图画似乎就是视觉胎教的全部内容，其实系蝴蝶结、绣十字绣、折纸和学陶艺也都属于视觉胎教的范畴。靠手指来进行操作的绣十字绣、系蝴蝶结和折纸等，不仅能够培养准妈妈的注意力，还可以使她的内心很快安定下来。因此，准妈妈最好能培养自己对这些活动的兴趣，并且用它们来打发平日里的闲暇时光。

准妈妈也可以经常去文化宫或美术馆，尝试适合自己的视觉胎教方法。

平时对美术毫无兴趣的人，如果因为怀孕而强迫自己去美术馆或画展中心，是不可取的。这时，和丈夫一起去看场电影，漫步在夜景迷人的步行街，或者看一看可以带来美好回忆的照片则是较为明智的选择。这些也属于视觉胎教。无论是真实的风景还是照片，只要能让准妈妈心态平和并引起她欣赏的兴趣，就可以称得上是视觉胎教最好的素材。

✳ 绣十字绣的好处

在一幅十字绣作品里往往要用到数十种颜色的丝线，所以在一针一线的编织过程中，准妈妈的色彩感和调和颜色的能力也不知不觉得到了提高。准妈妈若能多接触一些美丽的颜色和形状，则为视觉胎教提供了好的素材。

准妈妈还可以在刺绣的同时与胎儿聊天。可以说一说正在为其制作的东西，比如，枕头、围兜和儿童被等，也可以说对各种颜色的喜好，最好能在刺绣的同时达到胎谈的效果。

♥ 光照胎教

✳ 什么是光照胎教

光照胎教是指自怀孕36周开始，当胎儿胎动时，用手电筒的微光一闪一灭地照射准妈妈腹部，以训练胎儿适应昼夜节律，即夜间睡眠，白天觉醒，从而促进胎儿视觉功能的健康发展。

科研结果表明：在怀孕35周以前，胎儿对光刺激毫无反应，自怀孕36周开始出现反应，可见到胎儿的眼睑、眼球运动，头部回转躲避的活动，怀孕37周以后逐渐明显。研究还表明：光照运动不仅可以促使胎儿对光线作出灵敏反应，而且有益于出生后动作行为的协调性。

✳ 如何更好地进行光照胎教

光照胎教可以与数胎动和语言胎教的常识课结合进行，即准妈妈每天看完电视中的新闻联播及天气预报之后，用手电筒的微光一闪一灭地照射腹部3次，同时告诉胎儿："小宝贝，妈妈每天夜间为你数胎动的时间，是你出生后学习知识的晚自习时间。"每天早晨起床前，同样用手电筒的微光一闪一灭地照射3次，同时告诉胎儿："好孩子，从小就要养成早起床的好习惯。"

值得注意的是，光照胎教时切忌用强光照射，且时间不宜过长。

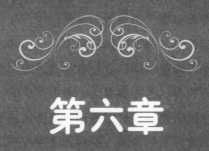

第六章

分　娩

了解分娩过程，从容应对分娩

十月怀胎，一朝分娩。终于到了宝宝出生的时刻了。当你快要临盆时，你的身体会陆续出现各种征兆，比如，胃部的压迫感消失、尿频、腰痛、腹部一阵一阵地紧绷等。这些征兆都在提醒你：差不多要分娩了。分娩前，你应该做好住院的准备，例如，准备好住院用品，详细了解住院前的流程等。你应该跟医生沟通，了解分娩前的注意事项、分娩的过程以及你应该怎样配合、如何练习呼吸技巧以及分娩当中可能出现的意外情况和处理方法等问题。在分娩过程中，你应该积极和医生以及助产士配合，一旦发生意外情况，只要按照事先沟通好的方案执行即可。绝大多数分娩的结果都是母子平安，相信你和宝宝也一样。

安心小叮咛

做好住院准备——包括选择合适的分娩医院、了解住院前的流程、准备住院包裹、沐浴、调整饮食及睡眠等，最重要的是要做好心理准备，不要给自己增加心理压力。

了解分娩的相关知识——这样在每一个产程准妈妈都会有心理准备并做好应对措施，即使出现意外情况也能及时处理。

与医生充分沟通——医生会与准妈妈详细讲解分娩中可能发生的情况，并提出合理的建议。应该相信医生的专业技能，尽量接受医生的提议，而不要一味按照自己的想法来做出决定。要知道，一旦决定失误，就有可能给准妈妈和宝宝带来终生遗憾。

入院前准备的物品清单

　　虽然不同医院配备的母婴用品相对有所区别，但通常情况下，医院都会为准妈妈准备统一消毒的待产包，包含婴儿服、小包被、大包被、妈妈哺乳衫、产妇帽、枕头和枕套等。准妈妈还需要自行准备一些物品（见表6-1）。

表6-1 准妈妈需要准备的物品

物品名称	数量及要求
睡衣	1～2件，不透明的、棉布制品较好，前面系扣
内衣	2～3件，前开口，棉制品
乳罩	2～3件，前系扣的
内裤	2～3条，棉制品
外套	1件，肥大的长衣服或短外衣
小毛巾	10条，以便分娩后擦敷乳房使用
日常用品	平时使用的牙具、洗面奶等日常洗漱用品，卫生纸和消毒纸巾等，如果医院卫生间是座式马桶，还应准备一次性的卫生坐垫
手表	1块，方便准妈妈计算宫缩的时间
卫生巾	2～3包，最好是夜用型或超宽型的
吸管	1包，如果是剖宫产，就需要准备一些吸管，因为术后第一天不能起床，用吸管喝水较方便
母子健康手册及足够的住院费	便于医生了解准妈妈的身体状况，应对各种常见问题

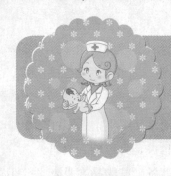

分娩准备

❤ 选择合适的分娩医院

对分娩医院的选择需要丈夫协助提前决定、预约，并且至少在准妈妈怀孕7个月左右，准备好一切手续。

在选择医院时需要了解的相关内容有：医院是否擅长进行自然生产、剖宫生产以及无痛分娩等；母婴是同室还是分开；新生儿是否方便喂奶；丈夫和朋友能否到医院探望；生产的费用是多少；病房的人数是多少？通过了解这些情况综合判断选择哪个医院最合适。

> **芝宝贝提醒**
>
> 分娩医院应该尽量和产前检查的医院相同。如果有特殊原因，分娩的医院和产前检查的医院不同，那么一定要带好产前检查的病历交给分娩所在的医院进行参考，以便医生对分娩方式做出正确的判断。

❤ 何时到医院待产

准妈妈选择何时入院非常重要。入院太早，时间过长不生孩子，就会精神紧张，也容易疲劳，往往引起滞产；入院太晚，又容易产生意外，危及母婴安全。一般来说，出现以下征兆后入院比较合适：

✽ 临近预产期

如果平时月经正常，基本上会在预产期前后分娩。所以，临近预产期时就要准备入院。

✽ 子宫收缩增强

当宫缩间歇由时间较长转为逐渐缩短，并持续时间逐渐增长，且强度不断增加时，应马上去医院。

✽ 尿频

准妈妈本来就比正常人的小便次数多，间隔时间短，但在临产前会突然感觉到离不开厕所，这说明胎儿头部已经入盆，即将临产了，应立即到医院。

✽ 见红

分娩前24小时内，50％的女性常有一些带血的黏液性分泌物从阴道排出，称为"见红"。这是分娩即将开始的一个可靠征兆，应立即去医院。

♥ 住院前的流程

✽ 自己家里

● 宫缩的时间缩短后，应该开始计算时间，当间隔10分钟左右宫缩一次，就应该联络医院，并遵照医护人员的指示，做好分娩准备。

● 通知准爸爸与亲友。告诉家人你已出现宫缩并且已经通知医院。出门前记得关好门窗和燃气阀门。

● 前往医院。不要自己开车，要让准爸爸或家人开车送你去医院，如果刚巧家里没有亲人在身边，就叫出租车。

✽ 到医院后

● 医生以问诊的方式确认是否出现见红、破水以及临产宫缩症状。

● 如果医生诊断还没有到临产宫缩的阶段，可以先回家休养。

● 进行验尿、量血压、触诊、超声波检查等。

● 通过胎心监护仪观察胎儿心跳和宫缩的强弱，并测量宫缩周期。医护人员会了解产程进展，并观察宫颈口的柔软程度。

● 依照产妇的状况送往待产室或者产房（手术室）。

第六章

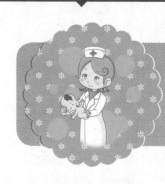

分娩常识

♥ 了解临产宫缩的特点和规律

临产时的宫缩开始时也不太规则，一般30分钟1次或10分钟1次，随后逐渐变规律，并具有如下特点：

✱ 节律性

临产时每阵宫缩持续30秒左右，间歇5～6分钟。随产程进展，宫缩持续时间延长，间歇时间缩短，宫缩强度也逐渐增加。最后，宫缩持续时间可达1分钟，间歇期则缩短至1～2分钟。

✱ 对称性

临产时宫缩起自两侧子宫角，向子宫底中部集中之后向下扩散。收缩力在子宫底部最强、最持久，向下逐步减弱。

✱ 缩复作用

每阵子宫收缩后，子宫肌纤维不能恢复到原来的长度。这种缩复作用使宫腔容积越来越小，子宫下段被动扩张，迫使胎儿慢慢下降。

总之，临产时子宫收缩趋于规律、协调，能促使宫口开大，逼迫胎儿离开子宫。产妇的主观感觉是宫缩一阵紧过一阵。腹疼由宫底向下腹部移动，腰酸也随之加重。这些情况都与以前不同，准妈妈可据此确定要分娩了。

♥ 见红意味着什么

准妈妈阴道流出带血的黏液状颈管分泌物叫做见红。这是由于胎儿位置下降，包着胎儿的卵膜从子宫中剥落，流出的血液掺杂在颈管阴道黏液中所致。见红后也不是马上就得住院，但离住院的时间不远了，应再核对一下准备工作做好了没有。一般见红以后时间不长，有规则的宫缩就会开始，宫缩开始后要立即住院。

发生胎膜早破怎么办

所谓胎膜早破，是指包着胎儿的膜过早破裂，流出羊水。这在正常情况下，是子宫口开到胎儿的头部可以通过的程度时发生的，但偶尔也有在子宫口开全以前就破膜的，或在宫缩开始前就破膜的。如果破膜了，不论子宫有无收缩，不管是深夜或凌晨，都应马上去医院。

准妈妈还应立刻做应急处置，在内裤里垫上干净的脱脂棉，臀位或胎儿未入盆的准妈妈要尽量抬高臀部，去往医院，并严禁洗澡。破膜有时同排小便不容易区别。可吸到脱脂棉上看看，破膜所流出的羊水的颜色比尿的颜色浅，呈淡黄色，是滑溜的液体，有一股甜酸的味道。

破水

如果阴道有比较多的、无色无味的水样液体流出，这就是"破水"，需要马上去医院。此时准妈妈千万不要惊慌，最好平卧，在送往医院的途中应尽量减少颠簸。

选择合适的分娩方式

很多人认为剖宫产安全、痛苦小。其实，自然分娩才是人类繁衍过程中的一个正常生理过程，是人类的一种本能行为，有许多好处。

首先，分娩的过程中子宫有规律地收缩能使胎儿肺脏得到锻炼，胎头受子宫收缩和产道挤压，头部充血可提高脑部呼吸中枢的兴奋性，有利于新生儿出生后正常呼吸。

其次，阴道分娩可使子宫口扩张得很大，有利于产妇产后恶露的排出，产后子宫恢复得较快。

此外，自然分娩是由产妇的垂体分泌一种叫催产素的激素引起的，这种激素不但能促进产程的进行，还能促进产妇产后乳汁的分泌，有利于增进母婴感情。自然分娩也不会有手术引起的并发症，节省了医疗资源。因此，准妈妈在没有医学指征情况下应尽量自然分娩。

分娩时应积极配合医生

医生与产妇及家属的心情是一样的，希望平安分娩，母子健康。为了使胎儿顺利分娩，减少产时、产后的痛苦及损伤，医生需要产妇的协调配合。特别是当产妇宫缩较强、胎儿头下降压迫盆底会阴时是比较难受的，有时容易失去理智而吵闹，这样对自己是不利的。产妇应该努力控制自己的情绪，听从助产士的指导。

在第一产程宫口未开全前，尽量利用宫缩间隙休息。宫缩时可做深呼吸配合，千万不要憋气向下用力，这样一方面因宫口未开全，用力会压迫宫颈使之水肿，反而使产程进展不顺利。另外，也非常容易疲劳。若实在无法控制，医生会做相应的检查及处理。医生检查时，产妇也要配合好，不要加腹压，要尽力使全身放松。

宫口开全进入第二产程，按助产士的指挥，需用力时吸足气向下用力，在胎儿头娩出前不让用腹压时，一定配合好，尽力放松，使胎头自然缓慢娩出，以避免对产道及婴儿的损伤。

什么是会阴切开术

在第二产程，医生会通过产妇的具体情况判断胎儿经过产道时，会不会使阴道口撕裂。如果有这种可能性，那么在胎儿还没出来前，医生会用剪刀在阴道口剪一缺口，称为会阴切开术。分娩后医生会把会阴一层层对齐缝好，会阴能够完全愈合，并且保持阴道正常的功能，这比自然裂伤容易愈合。

无论在会阴切开时或在缝合的时候都不太痛，因为医生会事先给产妇打麻醉药。

什么时候需要用产钳接生

产钳是一种辅助生产的工具，多用于分娩不正常或急需结束分娩时。

有些产妇一听到要使用产钳，心里就非常害怕，深恐产钳伤害了胎儿和自己。其实技术熟练的产科医生在使用产钳时是不会对产妇和胎儿造成危险的。而且在使用产钳以前，医生会先对产妇施行局部麻醉，产妇不会感觉到痛苦。

用产钳接生的宝宝，有时面颊会有一点淤伤，但淤伤会在几天内消失。

什么是早产

怀孕满28～37周分娩，且宝宝体重在1000～2449克称为早产。孕晚期偶有子宫收缩的现象是正常的，特别是夜间感觉明显，但是倘若每15分钟出现2次以上的宫缩，就很可能是早产先兆。

怎样识别早产先兆

准妈妈首先要知道自己有无早产的高危因素，如以前怀孕曾经晚期流产或

如何预防早产

不要碰撞腹部，不要到人多的地方去，以免拥挤。不要跌倒，不要拿重的或高处的东西。

不要刺激腹部，养成良好的排便习惯，预防发生便秘和腹泻，以免刺激子宫收缩。

要注意休息，避免精神紧张、烦躁和疲劳。

积极治疗合并症，如心脏病、肾病、高血压等。

预防并及时治疗并发症，如妊娠期高血压疾病等。

积极治疗子宫畸形和缺陷，如子宫颈口松可于孕13～16周进行宫颈内口环扎术。

应尽量避免长时间持续站立或下蹲，这也会使腹压升高，子宫受压，也可引起早产。

保持乐观的心态，适当减轻劳动强度，注意休息。

早产、子宫先天畸形、合并子宫肌瘤、前置胎盘、羊水过多、多胞胎等。其次，要观察宫缩的次数和持续及间隔的时间，每15分钟出现宫缩大于或等于2次、每20分钟大于或等于4次，或每60分钟大于或等于8次，休息以后仍不减少；同时如宫缩持续30秒以上，间隔时间有规律，则可能要早产。此时准妈妈要及时到医院就诊。另外，破水、见红等也可能是早产征兆，需立即到医院做进一步诊疗。

过了预产期还没分娩，怎么办

有些准妈妈过了预产期还没生产，就会急躁不安，恨不得立即就去医院做引产或剖宫产，其实这是没有必要的。分娩不一定是在预产期那天，在预产期前后两周以内分娩都是正常的。因此，就是推迟了1周左右分娩，也没有太大问题，不过应密切关注胎儿情况，观察胎心和宫缩情况，防止出现胎儿窘迫或胎死宫内的情况，必要时应先住院等待分娩。

什么是急产

如果产妇全产程所用时间不到3小时，称为急产。急产并不因生得快对孩子有利，相反，由于产程太短、分娩过急，产道可能会因胎儿急速通过而破裂，胎儿头部也会因来不及适应变形而造成颅内损伤等并发症。另一方面，分娩突然到来，各种准备工作没有到位，以致产妇在家里或者在送往医院的途中分娩，难免发生意外。所以，急产对母婴都是不利的，应当尽量防止急产。

急产常常发生在产力过强、骨盆宽大、胎儿偏小的产妇身上，经产妇也有可能发生急产。所以，预防急产就要根据实际可能出现的情况，在孕晚期做好分娩的准备工作。当出现强烈宫缩时，应毫不迟疑地进医院分娩。医生则会按产妇情况对症处理，必要时也可以用药物抑制宫缩，使产程缓慢进行从而避免急产发生。

产妇不宜自行选择剖宫产

近几年来，随着剖宫产的增多，各种各样的并发症也增多了，如产褥感染、晚期子宫大出血等，所以施行剖宫产手术须慎重，决不能滥用，更不能用其来完全取代自然分娩。孕妇为了自身和宝宝的安全，应密切配合医生。如果自身情况良好，最好选择自然分娩，刚临产就吵闹着要求做剖宫产手术是很不明智的。信任医生，相信自己，才能做出对自己和胎儿都有益的选择。

哪些情况必须做剖宫产

产妇方面

骨盆明显狭小、变形，或头盆不相称，经试产失败者。

上次剖宫产刀口愈合不佳，或上次剖宫产指征仍然存在者。

宫缩乏力，出现产程过长，经用各种方法处理仍无效者。

产前发生严重出血，如前置胎盘、胎盘早期剥离、先兆子宫破裂，或重症子痫前期经药物治疗无效者。

胎位异常，如横位、额后位（儿面向母前方），或臀位胎儿较大者。

产妇合并某些严重内外科疾病，不宜采用阴道分娩者。

高龄初产35岁以上，或有难产史而无子女，估计从阴道娩出有困难者。

胎儿方面

胎儿窘迫治疗无效者。

脐带脱垂，胎心音尚好，宫口尚未开全者。

胎盘功能试验结果明显低下者。

生完宝宝后需要在医院住多久

生产是人生中的自然过程，应顺其自然，所以顺产产妇无须在医院待得太久，但初产妇一般至少在生产24小时后才能出院。因为24小时内容易发生产后出血。如有会阴切口，则于产后3～4天出院；剖宫产可于产后4～5天出院。如果产妇急于回家，并且觉得自己和宝宝都很好，可以和医生商讨早日出院的事宜，医生会根据情况考虑是否准予出院。需要提醒注意的是，在出院前，要学会一些基本的婴儿护理方法。

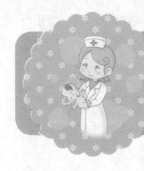

等待分娩

分娩前排空大小便

　　有的产妇临产前准备不足，往往憋着大小便上产床，这样对分娩是不利的。产妇在分娩过程中，保持每2～3小时排尿1次，才会轻装上阵，有利于分娩。产妇在临产前排尽大便，有利于子宫口扩大，便于胎儿下降，还可避免因腹压增加而造成产妇不由自主地将大便溢出，污染外阴，减少引起产道细菌感染的机会。如果产妇在临产前大小便不易排出，可通过灌肠和导尿的措施，使大小便排尽。

分娩前可以吃东西吗

　　有分娩先兆时，产妇应多吃些巧克力。巧克力能产生热量，有助于在分娩中减少疲劳。分娩开始以后，医生可能不允许产妇再吃固体性的食物。在分娩的第一阶段，喝些果汁、咖啡或热茶是无妨的，除非产妇会呕吐；还可以在分娩的各阶段喝些白开水。当然，具体吃什么、怎么吃，需要产妇多和医生做沟通，以便让分娩过程更加顺利。

　　生下宝宝后，产妇可以喝些热的饮料或其他流质食物。医生会根据具体情况，通知其可以开始吃固体性食物的时间。

分娩前的注意事项

　　尽可能每天洗澡，清洁身体，淋浴或只擦擦身体也可以；特别要注意外阴部的清洁；头发也要整理好。

绝对不要做对母体不利的动作，避免采用向高处伸手或压迫腹部的姿势。

充分摄取营养，充分地睡眠、休息，以积蓄体力。

由于不知道什么时候开始宫缩，因此要避免一个人在外边走得太远，最多买买菜或短途散散步。

❤ 如何练习呼吸技巧

用呼吸运动减轻产痛是分娩中最常用的方法，但呼吸练习也要有技巧，呼吸运动分浅呼吸、深呼吸和短促呼吸。浅呼吸的技巧是吸气要浅，感觉吸到肺的上半部，在宫缩达到顶峰时应用；深呼吸有镇静作用，在宫缩开始和结束时应用，技巧是尽量做到放松；短促呼吸用在子宫颈口未开大前抵御向下用力和镇痛，其技巧是呼吸上提放松，以不感到费力为度。同时还可以借助于丈夫的配合，丈夫可以用行为、手势和语言加以指导。

❤ 有效的拉梅兹生产运动法

拉梅兹运动法是保证顺利生产的有效方法，通过产前运动可以让肌肉更有弹性（尤其是生产时需用力的部位），从而增强产力，有利于胎儿在生产中的运动，保证顺产。而且多运动对身体也有帮助，所以准妈妈应每天做这些运动。

✳ 盘腿运动

可以增加骨盆底的灵活性，以及肌肉的韧性。准妈妈坐在地上或床上，背部倚靠墙壁，盘腿，每日练习数次。

✳ 压膝运动

增加骨盆底的灵活性，以及肌肉的韧性。准妈妈两脚底合在一起，将两脚及膝盖尽量靠近身体，双手置于膝盖上，轻柔下压，再轻放，反复练5下，每天练3次。

第六章

139

✳ 摇摆骨盆

使肌肉有力，减轻腰酸背痛的症状。准妈妈躺卧，吸气时收紧臀部肌肉，使腰部有略微抬高的感觉；吐气时放松，反复练5下，每天练3次。

✳ 摇摆骨盆的变化式

能有效减轻腰酸背痛的症状，也可应用在背痛式生产的人身上。准妈妈跪在地上，双手扶地，两膝与肩同宽，吸气时抬头，腹部朝地压，使背下沉；呼气时，收缩臀部，低头、眼睛看肚子，将背及腰拱起、放松，反复练5下，每天练3次。

✳ 腿部运动

可以加强腹部肌肉，增加大腿及背部肌肉的韧性。准妈妈取仰卧位，手放于两侧，做深呼吸，吸气时慢慢抬腿（保持腿伸直位）至90°；呼气时将腿放下，放松。另外还可以将腿向侧面运动，两腿交替练习，反复练5下，每天练3次。

❤ 消除产妇的忧虑情绪

产妇临产时的心理负担不容忽视。产妇的情绪对能否顺利分娩起着相当重要的作用，所以要特别重视产妇的心理保健。这个工作需要医务人员去做，向产妇讲解分娩的知识和安全性。同时，更需要家属的积极配合，尤其是产妇的丈夫，应该给予即将分娩的妻子无微不至的关心和照顾。针对妻子思想上存在的一些不必要的顾虑，丈夫要耐心地解释，特别是在妻子分娩期间，丈夫尽量不要外出，要守在妻子身边，做好妻子的心理抚慰工作。

作为产妇的妈妈或婆婆，应该采取"现身说法"的方法给产妇解除精神负担。特别是对生男生女，亲人都不要表态，而应该说，男孩女孩都是家里的好宝宝。家里的亲人通过做细致的工作，可给产妇创造一个安静、轻松的临产环境。那种为生男生女向产妇施加精神压力的做法，会给本来思想负担就很重的产妇火上浇油，使其精神更加紧张，容易出现意外。

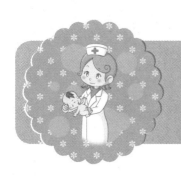

分　娩

什么情况下产妇需要提前住院

妊娠合并内科疾病，如心脏病、肝、肾疾患等；过去有不良生育史，如有流产3次以上、早产、死胎、死产、新生儿死亡或畸形儿史等；本次妊娠出现某些异常现象，如妊娠期高血压疾病、羊水过多、羊水过少、前置胎盘、胎位不正（臀位、横位）等；有其他特殊情况，如高龄初产、身材矮小、骨盆狭窄等。高危孕妇一般要在预产期前2周入院，等待分娩，以便医生检查和采取措施。

临近分娩的征兆有哪些

✳ 胃部的压迫感消失

随着胎儿的成长而变大的子宫底，在怀孕35～36周时在孕妇体内的位置最高，以后会渐渐地降下来。这是因为随着分娩的临近，子宫口和产道变软，胎头下降到骨盆里。由于一直压迫胃部和胸部的子宫下降，胃部的不舒畅感消除，消化不良、胃部难受等现象消失，所以吃饭也吃得痛快了，呼吸也舒畅了。

✳ 下腹部疼痛、腹胀

到了孕晚期，准妈妈会感到一日数次肚子发硬、发胀，有的准妈妈还会感到疼痛。因为子宫在不规则地收缩，这要与临产时的宫缩区别开，这叫做假宫缩，是临产的先兆之一。这种子宫收缩如果以15分钟

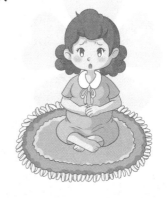

左右的间隔有规律地进行，就是临产信号——真正的宫缩了。也有的人感觉不到假宫缩，就开始了真正的宫缩。

✳ 尿频

由于胎头下降，胎头压迫膀胱，使尿意增多。有一点尿就想去厕所，有时到了厕所又尿不出来，或尿完后马上又想去。

✳ 腰痛、大腿根发胀

大腿抽筋、腰痛，也是临产的征兆。有时觉得步履艰难，耻骨部分疼痛。这是因为胎儿的头部下降，压迫骨盆内神经而表现出的症状。

✳ 分泌物增多

为准备生产，子宫颈管张开，所以阴道分泌物增多，一般是透明的或是发白有黏性的分泌物。如果出现茶色带血的分泌物，就该住院了。因此，在孕晚期，必须经常注意观察分泌物的性状。

✳ 胎动次数减少

一直频繁的胎动，渐渐变得迟缓了，不如以前那么频繁了。这是由于子宫一经收缩使得胎儿难以活动，胎头的位置已固定的缘故。在对胎动的感觉方面，每个人都不一样，但是每日的胎动不应少于30次，也没有突然停止胎动的。

✳ 腰部有沉重感

因子宫神经支配的关系，肾脏附近有不舒畅的沉重感。

♥ 分娩的完整过程

第一产程的时间较长，产妇的情绪波动也大。往往因为疼痛、精神紧张而不能很好地进食及休息，从而引起疲劳、脱水，甚至产生呕吐、肠胀气、排尿困难等现象。这些不但会影响子宫的规律性收缩，还会影响子宫颈口的开大程度，导致产程延长，胎儿也易受到损害，使本来可以顺利进行的分娩变成难产。因此，产妇在第一产程中应该打消顾虑，尽量吃好、喝好、休息好，按时解大、小便，要与医护人员密切配合。饮食方面可吃些稀粥、鸡蛋、青菜、鱼和瘦肉等较为清淡的食物，多喝些糖水，以保证充沛的精力。因膀胱充盈对胎头下降及子宫收缩有影响，故应每2～4小时排尿1次。如胎膜尚未破裂，产妇可以在室内活动；胎膜已破而胎头仍浮动或胎位异常者，应卧床待产，以免发生脐带脱垂。

当产妇感到宫缩疼痛时，可采取一些辅助动作，如腹式深呼吸，缓缓呼气时用双手轻轻按摩下腹部；腰骶部胀痛较重者，可用手或拳头压迫胀痛处，有助于缓解疼痛。上述动作也可由家属或陪产者协助进行。

若产程进展顺利，子宫颈口逐渐开大，胎膜破裂，胎儿先露部下降至盆底，子宫颈口开全即进入了第二产程。此时，产妇开始有憋胀感。第二产程能否顺利进展，取决于产妇能否很好地配合。这时，除依赖强有力的宫缩外，还需要腹肌的收缩力协助，二者必须紧密配合，才能顺利地娩出胎儿。

第二产程中，产妇正确地使用腹压是关键。正确运用腹压的方法是当宫缩一开始，产妇深吸一口气后憋住，随着子宫收缩力的加强，向下屏气、用力，直到宫缩结束为止。注意：屏气、用力不要用在头颈部，一定要向肛门方向用力。宫缩间歇期则安静休息，不再用力。反复的子宫收缩配合腹肌的收缩加压便能加速胎儿的娩出。胎儿娩出为第二产程的结束。

第二产程时限为1～2小时，经产妇相对要快些。第二产程延长对母婴均不利，可以采用产钳或胎头吸引器助产。

第三产程，又称胎盘期，此时又分为两个阶段，即胎盘的剥离与胎盘的娩出。

胎盘的剥离：胎儿娩出后，子宫腔内的压力下降，子宫收缩也暂时停止，产妇感觉异常轻松，如释重负。数分钟后又开始了宫缩，但胎盘却不能随之缩小而与子宫壁发生剥离。在胎盘剥离过程中，产妇不需用力；助产者也不可强力牵拉脐带，以免发生子宫内翻或脐带断裂。

胎盘的娩出：胎盘完全剥离的征兆是子宫底稍有上升，外露的脐带下降，并随之有血液自阴道流出。宫缩时，助产者一只手轻轻按压子宫体部，另一只手轻牵脐带便可协助胎盘娩出。胎盘的娩出是第三产程的结束。

第三产程通常历时5～10分钟，若胎盘在胎儿娩出后30分钟仍未娩出者为胎盘滞留，需要人工剥离胎盘；若虽未达到30分钟，但有活跃出血时，也要及时进行处理。胎盘娩出时的阴道出血量多在50～250毫升。

第三产程结束后，产妇应在产房观察1～2小时，注意产妇的血压、脉搏的变化，宫缩情况及出血量等，一切正常后才可以送回休息室。

丈夫要积极配合妻子分娩

丈夫陪产能让他与妻子共同承担分娩的痛苦和享受宝宝出生的欢乐，同时陪产还能增加顺产率。但有个别丈夫陪产不仅达不到效果，甚至干扰了分娩，要避免这种不良影响，就要了解陪产中如何配合。

一方面是和妻子的配合。要理解妻子，但不要迁就她。要给她以精神上的支持和心理上的安慰。要想方设法减轻妻子的疼痛。

另一方面是和医生的配合。要遵守产房的制度，因产房要求无菌，故不要随意出入或换人。不要急躁，多与医生沟通，在医生与妻子间起协调作用，帮助她尽可能顺产。对医生的检查、处理不要加以干预，如有不理解要及时沟通，增强互相了解、互相信任，更不要敌对。

总之，无论哪一方面的配合，都离不开对分娩过程的了解，所以，要做到配合好，丈夫在陪同妻子分娩前应学习相关知识，对分娩的知识了解越多，越能配合好。

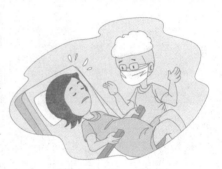

丈夫陪产可能产生的不良影响

在分娩的阵痛中，如果有丈夫在身边陪产会让产妇更安心。能亲手为自己的小宝宝剪断脐带，似乎是表达父爱的一种很时尚的方式。但心理学家指出，这样做很可能会影响男性的心理，为以后的夫妻生活设下障碍。

丈夫陪产是可以的，但是如果丈夫不愿意就不要勉强。因为，他也有他自己的心理承受力，这种感觉有时用语言是无法表达清楚的。即使想陪产的丈夫也要在产前先进行一些相关知识的培训，做好充足的心理准备，适当的时候要学会回避。

第七章
产褥期恢复

放轻松，自在度过产褥期

从分娩结束到产后6周被称为产褥期，在这段时期，妈妈的身体由于宝宝的降生发生了巨大变化。最为明显的表现是排出恶露以及子宫的恢复。此外，体重下降、乳房胀痛、便秘、胀气、尿失禁或者排尿困难等，也是这一时期常见的生理变化。

这一时期，妈妈不但要逐步调理自己的身体，还要学会照顾刚出生的宝宝，有时候难免会感到疲劳、力不从心，甚至有的妈妈还出现抑郁倾向。你一定要多和医生及亲朋好友沟通，通过倾诉来不断舒解自己的情绪。同时，如果真觉得自己照顾不过来，那就让丈夫和父母甚至专业的月嫂来帮助你照顾宝宝吧。你就让自己好好休息，让身体早日恢复吧！

安心小叮咛

重视产后营养——这对于产妇身体的恢复和哺乳都具有重要意义。应该合理饮食，多吃新鲜水果和蔬菜，但也不能过分滋补。

注意个人卫生——产妇也要洗澡、洗头、刷牙漱口、贴身衣物更要勤换。但是要注意不能感冒。

适当运动——这样有助于恶露的排出，以及身体的恢复。

感觉身体不适要及时治疗——产妇如果感到身体不适，如便秘、痔疮、尿失禁、乳腺炎或者恶露不净都应及时治疗，否则会对身体造成长期不良影响，甚至影响宝宝的健康。

产后妈妈的身体变化

产后妈妈身体会发生许多变化（见表7-1）。

表7-1 产后妈妈的身体变化

	变化的内容
体重	生完宝宝以后，妈妈的体重会减少6千克左右。而且妈妈产后尿液及汗水分泌量也增加许多，体重也会慢慢减轻
体温	刚生完宝宝时，妈妈的体温会比较高（37℃～37.5℃）。2～3天以后，就会恢复正常体温
呼吸	负责呼吸运动的横膈膜不再受到压迫，肺活量逐步变大。
乳房	乳房在怀孕期间逐渐发达，胸部也长出较多的脂肪。分娩以后会分泌乳汁，乳房会更加胀大
腹部	腹部逐渐恢复到原来大小，但是由于怀孕撑大了皮肤组织，这时妈妈的肚子看起来会有点皱皱垮垮的，可以做些运动来塑身
子宫	产后的子宫收缩运动较为急速，不久以后就会回复到肚脐下4～5厘米处，几小时以后子宫会略略扩张，但12小时以后就会回到与肚脐同高的位置。到第5天时大约会回复到肚脐与耻骨之间，到了第10天左右，就会回复到耻骨上方。两周以后即使用手摸肚皮，也摸不到子宫了。到第8周以后，会回复到怀孕以前的状态
尿道	由于分娩时会压迫尿道的肌肉，有些妈妈产后可能出现尿失禁，但随着子宫慢慢回复，这种状况会改善
阴道	由于分娩时胎儿头部（直径大约为10厘米）通过产道，阴道的肌肉会遭受剧烈拉扯，使得内部可能产生一些肉眼观察不到的细小伤口。大约1个月左右，伤口能够慢慢复原

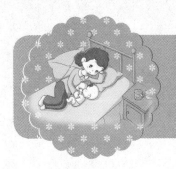

产后休养

❤ 为什么要重视产后营养

　　产妇产后即面临两大任务，一是产妇本身身体的恢复，二是喂养宝宝，两个方面均需要营养，因此饮食营养对产妇来说尤其重要。

　　产妇由于在分娩时既耗力又损血，流失了大量的蛋白质、脂肪、碳水化合物、各种维生素、多种矿物质及水分，因此产后初期会感到疲乏无力，面色苍白，易出虚汗，且胃肠功能也趋于紊乱，发生食欲不振、饥不思食、食而无味等现象。再加上乳汁分泌，也会消耗能量及营养素，此时倘若营养调配不好，不仅产妇身体难以康复，容易得病，而且还会影响哺乳及宝宝的生长发育。

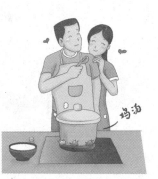

产褥期调养的重要性

　　妊娠和分娩使新妈妈的身体消耗很大，丈夫和家人应给新妈妈一个安静、祥和的休养环境，使新妈妈顺利地度过产褥期，早日康复。新妈妈在产褥期身体恢复得怎样，不但关系到新妈妈自身的康复，而且还关系到新生儿的健康成长，同时也关系到全家人的幸福和快乐。

❤ 过分滋补不健康

　　女性在分娩后，适当滋补营养是有益的，有利于身体的恢复，同时也可以有充足的奶水哺乳婴儿。但是，如果滋补过量却是有害的。

❋ 易使产妇过胖

产后女性过胖会使体内糖和脂肪代谢失调，引发各种疾病。调查表明，产后女性肥胖冠心病的发生率是正常人的2～5倍，糖尿病的发生率可高出正常产妇5倍。这对女性以后的健康影响极大。

❋ 影响奶水质量

产后滋补过量必然会使奶水中的脂肪含量增多，如果宝宝胃肠能够吸收，也易造成宝宝肥胖；婴儿消化能力较差，若宝宝不能充分吸收，就会出现脂肪泻，长期慢性腹泻还会导致营养不良。因受妈妈奶水脂肪含量过多的影响，还会使宝宝发育不良、行动不便，成为肥胖儿，对宝宝身体健康和智力发育都不利。

> **芝宝贝提醒**
>
> 在产后的前两周里，产妇的内脏尚未完全恢复，疲劳感也未完全消失。此时，如果吃下太多滋补食物，肠道是无法完全吸收的，反而会造成"虚不受补"的结果；原本吸收力强，身体肥胖的产妇，立刻进补容易造成产后肥胖症；原本瘦弱的产妇会因无法吸收食物养分而产生腹泻，导致更加瘦弱。所以补充营养从第3周开始较为合适。

多吃新鲜蔬菜和水果

在我国一些地方，流行着一种传统的错误观点，即产后不能吃蔬菜、水果，甚至还有不让吃酸味或咸味食品的说法，把产妇的饮食限制得很单调，其实这对母婴健康和宝宝生长发育很不利。

由于母体分娩时消耗大量体力和大量失血，子宫内有较大的创伤面，加上生殖器官要逐渐复原及哺乳婴儿，因此女性产后应尽可能地多吃些容易消化、富含营养、水分充足的食物，每天吃的量比平时约多1/3，最好是多加餐1～2次。食物中应含有一定的动物蛋白和脂肪，如肉类、牛奶和蛋类等。钙是婴儿骨骼生长所必需的，故应多吃一些含钙食物，如豆腐、牛奶或羊奶等。食物中还应含有丰富的维生素，维生素是产妇组织修复和分泌乳汁必不可少的原料之一。纤维素还有促进肠蠕动的作用，可以防止便秘。而蔬菜和水果中的维生素、纤维素含量均很丰富。因此，产后不吃蔬菜和水果的习俗是错误的，毫无科学根据，产妇应适当多吃些新鲜蔬菜和水果。

第七章

产妇饮食调养9原则

1.饮食要富含蛋白质，每天90～95克为宜。

2.主、副食种类多样化，粗粮、细粮都要吃。

3.多吃含钙丰富的食物，宝宝发育和妈妈康复都很需要钙。

4.多吃含铁丰富的食物，防止产后贫血。

5.合理摄取必需脂肪，脂肪酸对宝宝大脑的发育很有益。

6.多吃蔬菜、水果和海藻类，防止便秘，增加食欲，建议从产后第2周再开始吃。

7.多进食各种汤饮，可促进乳汁分泌。

8.少吃甜食，不喝咖啡。甜食会影响食欲并可能引起产后肥胖，咖啡则会通过奶水进入宝宝体内，影响宝宝的发育。

9.不吃盐渍或酸辣食物，这类食物会影响水盐代谢，刺激肠胃。

过量食用鸡蛋不可取

鸡蛋富含营养，蒸煮方便，且其蛋白质含量高，故大多数产妇喜欢吃。

在月子里吃鸡蛋也有不少益处。它可促进乳汁分泌，增强母婴体质。但坐月子吃鸡蛋也有讲究：一是不可吃得太多。有的产妇为了加强营养，分娩后和坐月子期间，常以多吃鸡蛋来滋补身体，甚至把鸡蛋当成主食来吃。吃鸡蛋过多是有害的，而且分娩后数小时内，最好不要吃鸡蛋。因为在分娩过程中，体力消耗大，出汗多，体液不足，消化能力也随之下降。若分娩后立即吃鸡蛋，难以消化，增加胃肠负担。在整个产褥期间，产妇每天需要摄入蛋白质100克左右，因此，每天吃2～3个鸡蛋就足够了。二是烹调的方法要多样，不要只是煮着吃，煮鸡蛋的蛋白质不易被消化和吸收。可做鸡蛋羹、荷包蛋以及配炒其他蔬菜等。

产后不宜服用人参

人参含有多种有效成分，其中某些成分会对人体产生刺激，对人体中枢神经有兴奋作用，能导致服用者出现失眠、烦躁、心神不安等不良反应。而刚生完孩子的产妇，精力和体力消耗很大，十分需要卧床休息，如果此时服用人参，产妇反而会因兴奋难以安睡，影响精力的恢复。

人参是大补元气的中药，服用过多，可促进血液循环，加速血液流动，这对刚刚生完孩子的产妇十分不利。因为在生孩子的过程中，内外生殖器的血管多有损伤，服用人参，有可能影响受损血管愈合，造成流血不止，甚至引发大出血。

所以，产妇在产后1周内，最好不服用人参。产后1周后，伤口已愈合，此时服点人参，有助于产妇的体力恢复，但不能服用过多，人参属热性，服用过多会导致上火或引起婴儿食热。

♥ 产后不宜多吃红糖

红糖营养丰富，释放能量快，吸收利用率高，具有温补作用。产妇分娩后，由于损失了一些血液，身体虚弱，需要快速补充铁、钙、锰、锌等微量元素和蛋白质。红糖还可以促进子宫收缩，排出产后宫腔内淤血，促使子宫早日复原。产妇分娩后，元气大伤，体质虚弱，吃些红糖具有益气养血、健脾暖胃、驱散风寒、活血化淤的功效。

但是，产妇切不可因红糖有如此多的益处就一味多吃，认为吃红糖越多越好。因为，过多饮用红糖水，会损伤牙齿。红糖性温，如果产妇在夏季喝了过多红糖水，必定加速出汗，使身体更加虚弱，甚至中暑。此外，喝红糖水时应煮开后饮用，不要用开水一冲即用，因为红糖在贮藏、运输等过程中，容易滋生细菌，易引发疾病。

♥ 产后洗澡的注意事项

产后应当常洗澡，但因产妇气血虚弱，抵抗力差，易受邪气侵害，所以产后洗澡应特别注意寒温得当，严防风、寒、暑、热乘虚侵入。

产后洗澡应做到"冬防寒，夏防暑，春秋防风"。冬天沐浴，必须遮围四壁，浴室宜暖，水不能过热，洗澡时大汗淋漓，汗出太多会伤阴耗气，易导致产妇头昏、晕闷、恶心欲吐等。夏天浴室要空气流通，水温保持在37℃左右，不可贪凉用冷水，产后触冷，将来易患月经不调等病。

沐浴后若头发未干，不可扎头发，不可立即就睡，否则会因湿气侵袭而致头痛等症状产生。饥饿时、饱食后不可洗浴，浴后应吃点东西，以补充耗损的气血。洗浴必须采用淋浴，不宜采用坐浴。

♥ 刷牙漱口有讲究

中医主张产后3天内宜用指刷，方法是：将右手食指洗净，或用干净纱布裹缠食指，再将牙膏挤于指上，犹如使用牙刷样来回上下揩拭，然后用食指按摩牙龈数遍。

漱口可采用的两种方式：

含漱是指每次饭后，用温水漱口几遍，清除食物残渣。

药液漱是指将中草药水煎或用水浸泡后，用药液水漱口。用药液漱口要根据产妇的不同需求选择使用，比如，产后患风火牙痛、舌苔白腻而不思饮食者，宜先用白芷6克，甘草3克，以沸水浸泡或微煎，待温去渣后含漱，有祛风止痛、健胃、防风寒的功效；也可用陈皮6克，细辛1克，用沸水浸泡，待温去渣含漱，能治口臭、牙龈肿痛，使用前应咨询医生。

♥ 产后卧床休息有什么讲究

卧床休息分平卧、侧卧、仰卧、俯卧、半坐卧、随意卧等。产后子宫、脏器、膈肌要恢复到原来的位置，而且子宫要排除恶露，所以产妇卧床休息必须要讲究姿势、方法。

中医十分重视产后卧床休息的姿势及其养神方法，主张分娩完毕，不能立即上床睡卧，应先闭目养神，稍坐片刻，再上床背靠被褥，竖足屈膝，呈半坐卧状态，不可骤然睡倒平卧。

芝宝贝提醒

产后睡眠要注意经常变换体位。子宫在产后容易随着产妇姿势的变化而移位。如果经常仰卧睡，子宫因重力关系而向后倾，导致恶露排出不畅，腰酸背痛，日后容易发生痛经、经血量过多等症状。

为防止子宫向后或一侧倾倒，产后休息时要注意经常变换体位。正确的做法是仰卧与侧卧交替，并从产后第2天开始俯卧，每天1～2次，每次15～20分钟。产后2周采取胸膝卧位，促进子宫尽快复位。

如此半坐卧3日（指白天）后，平卧、侧卧、仰卧皆可。闭目养神的目的在于消除分娩时的紧张情绪，安定神志，解除疲劳；半坐卧有助于气血下行，气息下达，有利于排除恶露，使膈肌下降，子宫及脏器恢复到原来位置。

在半坐卧的同时，还需用手轻轻揉按腹部，方法是以两手掌从心下擦至脐部，在脐部停留做旋转式揉按片刻，再下擦至小腹，又做旋转式揉按，揉按时间应比在脐部稍长。如此反复，揉按10余次，每日2～3遍，可避免恶露、淤血排除不畅，还可帮助子宫恢复。

❤ 及早下床活动好处多

早期下床活动，能促进机体各种功能的恢复，如膀胱功能的恢复，减少泌尿系统的感染。

增强胃肠道的功能，提高食欲、减少便秘；有利于盆底肌肉、筋膜紧张度的恢复。

促进子宫的复旧及恶露的排出。

还可以减少下肢深静脉血栓的发生，特别是剖宫产分娩者及患某些心脏病的产妇。

总之，产后早期活动，可以促进身心的康复。

开始时活动时间不宜太长，以免过度疲劳，以后可逐步增加活动时间及活动量。至于具体下床活动的时间，还要根据产妇本人的身体情况来定。对于那些体质较差、产后大出血或难产手术后的产妇，不要勉强过早下床活动，要量力而行。

我们提倡产后及早下床活动，是指轻度的床边活动或做简单的日常家务，并不是让产妇过早地进行体力活动，更不是过早地从事重体力劳动。产妇在分娩后3个月内，应避免做重体力劳动或剧烈运动，避免久蹲及搬、扛重物等，以预防

芝宝贝提醒

为了防止血栓性静脉炎的发生，每天起床前，产妇最好先做一些活动脚趾的运动，然后动动脚，并抵住床边压一压，再左右移动一下。只要体力允许，产后可尽早下床活动，并逐渐增加活动量，尤其是剖宫产者。这样，不仅可避免下肢静脉瘤加重或形成血栓性静脉炎，还可促进子宫尽快复位。

发生阴道壁膨出或子宫脱垂等情况。

产后多久能恢复正常工作

分娩时，胎儿通过产道，使骨盆底部的肌肉、筋膜被牵拉而极度伸张，并向两侧分离，甚至发生断裂，这样就使得整个盆底和外阴部与孕前相比明显松弛，而且张力也较差。这些变化都要在产褥期逐渐恢复。

一般在产后6周左右，盆底组织基本恢复正常，产后没有完全得到恢复者，6周后也不会再有进一步改善，此时全身各个器官和系统在孕期的变化也都基本恢复正常。因此，女性在正常产后8周就可以恢复工作；剖宫产手术者，在产后10周左右可以恢复正常劳动；从事重体力劳动者应再适当延长，这是按照产后身体恢复的规律而言。

产妇卧室要保持空气清新

产妇的居室要清洁舒适，空气新鲜，定时通风换气。

夏天更要打开窗户以通风，但要避免强大的对流风直吹，以防引起肌肉、关节酸痛。夏季温度过高时，可以用电风扇或空调等降温，将室温保持在28℃～30℃，并维持恒定；是否要铺凉席可根据个人的喜好来定，不必强求一致。

冬季室温以20℃～22℃为宜。室温波动过大或室内、外温差过大，产妇容易着凉、感冒。通风换气时，室内温度变化最好不超过2℃～3℃。冬季时取暖炉不可靠近妈妈和孩子。对室内湿度的要求则因室温的高、低有所不同，宜控制在30％～60％。居室内应有充足的光线，能照进来一些阳光更好。

产妇坐月子能出屋吗

自然生产的产妇，为了促使其身体早日康复，于产后8～12小时就可以自行上厕所，并可在室内活动，但应以不感到疲劳为度。剖宫产无合并症者，于手术第二天拔出导尿管后，可由他人协助在床旁活动，以后逐渐增加活动量。

产后1周，在春、夏或秋季天气晴朗时，便可到户外活动。在户外，呼吸新鲜空气、晒晒太阳、活动四肢，会使人精神愉快、心情舒畅。冬季或天气不好，如遇刮风或下雨，就不要出去了。应该注意不要着凉或过度疲劳，要量力而行。开始时，每天可外出1～2次，每次不超过半小时，以后再逐渐增加活动量。

♥ 产妇日常衣着的注意事项

✳ 衣着应宽大舒适

有些产妇怕产后发胖，体型有所改变，就以瘦衣服来掩盖已经发胖的身体，穿紧身衣或牛仔裤。这样的装束不利于血液流畅，特别是乳房受压迫极易患乳痛（乳疬）。正确的做法应该是衣服略宽大，贴身衣服以棉制品为宜。腹部可适当用腹带束紧，以防腹壁松弛下垂，也有利于子宫复原。

✳ 衣服要常换

特别是贴身内衣更应经常换洗。内裤最好一天一换，内衣也要两天一换，以保持卫生，防止感染。

✳ 鞋子宜软

以穿布鞋为佳，勿穿硬底鞋，更不要穿高跟皮鞋，以防产后脚底、脚跟痛，或下腹酸痛。此外，产后不要光脚，光脚会受凉，对身体不利。

Q&A

Q 产妇为什么要注意预防感冒？

A 产妇分娩后一般出汗较多，这是正常的生理现象。因为，产妇出汗过多，毛孔张开，所以受风寒、易感冒。产妇感冒不但对产后恢复健康不利，还会感染宝宝发病。特别是对吃母乳的宝宝，很容易受母乳中的药物影响而发病。

因此，产妇应注意抵御风寒，防止感冒。室内温度要适宜，产妇的穿衣也要适度，不要穿得过少，也不要穿得过多，更不能一会儿穿，一会儿脱，冷热不均。被子厚薄也要适当，如果盖的被子很厚，夜间踢开被子，也会造成产后受寒。

♥ 产后第一次排便很重要

由于生理上的原因，产妇产后排尿，尤其是第一次排尿，不像常人那样容

第七章

易。有的产妇不习惯在床上排尿，容易造成精神紧张，解不下便。对于产后第一次解小便不要轻视，否则会引起小便不畅甚至尿潴留。最好的方法是产后6~8小时主动排尿，不要等到有尿意方解。排尿时可尽量放松，由于这时产妇要完全卧床休息，也可在床上解小便。当然，无特殊情况也可以起床或如厕排尿。有的人只要用手按一按小腹部下方或使用温水袋敷小腹部就会有尿意。大多数产妇，通过这样的方法是可以顺利地进行第一次排尿的，以后则会更顺利。

生产后，第一次大便也很重要。应该多喝水、吃稀饭、喝面条汤，防止便秘的发生。不要吃火气太大的食物，特别对于做过会阴侧切的产妇，本来就使不上劲，再加上便秘，结果十分痛苦，甚至影响伤口的愈合。一旦发生便秘，也不要着急，可多吃些蔬菜、水果，再多喝些水，能使粪便软化，而易于排出。也可采取食疗法，润肠通便，如睡前喝一小杯蜂蜜水，每天早晨空腹吃香蕉1~2根，每晚空腹吃苹果1~2个，或每天饮果汁，三餐吃稀饭，均可缓解便秘。必要时，可在医生指导下服用果导片或使用甘油栓、开塞露等。

♥ 重视产后42天的妇科检查

女性孕期体内所发生的生理上的变化，在产后都要逐渐恢复到原来的状态。为了解这些变化恢复的情况，当产褥期结束时，应给产妇进行一次全面的体格检查。发现问题或异常，可以及时处理，从而保障女性的身体健康和劳动能力。这项检查通常安排在产后6~8周施行，若有特殊不适，可以提前进行。

♥ 产妇不宜服用哪些药物

产妇分娩后生病用药应十分慎重。

大多数药物可通过血液循环进入乳汁，或使乳汁量减少，或引起宝宝不适，影响宝宝健康，如损害宝宝的肝功能、抑制骨髓功能、抑制呼吸、引起皮疹等。哺乳妈妈服氯霉素，通过乳汁，可导致宝宝腹泻、呕吐、呼吸功能不良、循环衰竭及皮肤发灰，即灰色婴儿综合征，会影响宝宝造血功能。四环素可使宝宝牙齿发黄。链霉素、卡那霉素可引起宝宝听力障碍，因此，产妇用药必须谨慎小心，以听从医生的指导为宜。

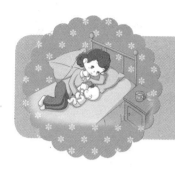

哺乳问题

把握母乳喂养的最佳时刻

现在多主张早开奶。产后或剖宫产后30分钟，便可让宝宝吸吮乳头，这样不但可以促进乳汁分泌，还可以加深母子间的感情。早开奶有很多好处。因为乳汁分泌是受神经支配和多种内分泌激素调节的，宝宝吸吮乳头，对乳头的刺激通过感觉神经传导到妈妈的神经中枢，然后再通过传出神经向下作用于垂体，使垂体催乳素的分泌量增加，从而促进泌乳。与此同时，垂体又分泌一种叫做催产素的物质，这种物质不但可使乳腺管收缩，促进乳汁排出，还能促进子宫平滑肌收缩，加速子宫恢复及恶露的排出，所以对妈妈也有很大好处，可谓一举两得。

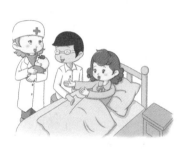

产妇乳房肿胀正常吗

一般女性于产后2～3天感到乳房发胀，并可挤出少量乳汁。此时，并没有大量的乳汁分泌，这主要是由于乳房充血而引起的胀痛。胀痛时，最好用合适的乳罩托起乳房，以利于血液循环，使疼痛减轻。如果胀痛不减，而是加重，可能是由于刚刚开始下奶，乳腺管不通所致。为疏通乳腺管，可以采用按摩法。方法是从乳房的四周开始，向乳头的方向轻轻按摩，可以自己操作或由别人协助；也可用蘸了滑润油的干净木梳背，从乳房的四周向乳头的方向，按顺序滑动，均可起到疏通乳腺管的作用。产后早期即开始哺乳，宝宝的吸吮有助于乳汁的排出及乳腺管的疏通，可以有效地缓解乳房胀痛。必要时，还可以用挤奶器将乳汁挤出。

采用上述措施可避免乳汁淤积，乳房胀痛的症状也会明显减轻。

如果乳房不仅胀痛，且伴有高热、寒战，乳房局部有硬结、红肿、触痛等症状，则可能是发生了乳腺炎，应立即到医院诊治。

❤ 每天哺乳几次对宝宝最好

新生儿出生后1～2周内，吃奶次数比较多，有的一天可达十几次，即使是后半夜，吃得也比较频繁。到了3～4周，吃奶次数明显下降，每天也就7～8次，后半夜往往一觉睡到天亮，可5～6个小时不吃奶。

以前人们大多采用定时哺乳的方法，即规定每3～4小时哺乳1次。目前则主张按需喂乳，宝宝饿了就可以喂奶，不必硬性规定时间。每次哺乳时间为10～15分钟，两侧乳房应轮流哺喂。喂奶时，妈妈应将拇指放在乳晕上方，另外4指托住乳房，控制乳汁的排出，以防止宝宝呛奶；还要避免乳房堵塞宝宝鼻孔。喂奶姿势以坐位为好，将宝宝抱在怀里，头则稍抬高。最好不要侧卧喂奶，尤其夜间容易打瞌睡，不但身体容易压着宝宝，乳房也容易堵塞宝宝的口、鼻而引起窒息。

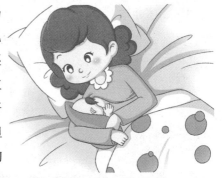

❤ 哺乳后为什么要将乳汁挤尽

每次哺乳时，应让宝宝先将一侧乳房的乳汁吸空，再吸另一侧。如果哺乳后仍有剩余的乳汁，最好将其排空，可用手挤出或用挤奶器吸净，不让乳汁残留在里边。有些人担心乳汁量不足，哺乳后有残留也舍不得挤出去，留着下次再喂，以为这样奶量能多些。其实，这种想法是不正确的，效果也适得其反。因为只有当乳汁全部排尽，才能促使母体分泌出更多乳汁，如不排空乳汁，分泌的奶量反而会减少。

开始奶量不足时，妈妈若能坚持哺乳，每次将残留乳汁挤尽，同时加强营养、多喝一些汤汁，奶量是会逐渐增多起来的。

正确处理乳头皲裂

哺乳妇女乳头皲裂是常见的情况，多见于初产妇。引起乳头皲裂的主要原因是哺乳方法不当。哺乳时，宝宝若只吸吮乳头，吸吮的负压全部集中在乳头，就很容易发生乳头裂伤。另外，由于乳汁流出不畅，或者妈妈不熟悉如何哺乳，致使哺乳时间过长，或乳头长时间含在宝宝口中，便容易造成乳头上皮浸软，以致乳头表皮剥脱及破溃。如果裂口较小，疼痛不重，仍可继续哺乳。每次哺乳后，在乳头破裂处涂以10%复方安息香酊或10%鱼肝油铋剂软膏，保护创面，促进伤口愈合。下次哺乳前，将药物彻底擦净。如果裂伤较重，除用上述药物治疗外，可佩戴乳头帽哺乳，还可用挤奶器挤出乳汁喂宝宝，以防乳汁淤积。发生乳头皲裂后，应注意保持局部清洁，防止感染及发生乳腺炎。待裂伤痊愈后，再哺乳。

得了乳腺炎怎么办

急性乳腺炎是产褥期的常见病，是引起产后发热的常见原因之一，多发生在产后2～6周。引起感染的细菌以金黄色葡萄球菌为主。感染多来自宝宝鼻咽腔内寄生的细菌，或产妇皮肤上的细菌。细菌多由妈妈乳头上的破口侵入，通过乳腺管进入乳腺内；有时身体其他部位的感染灶引起菌血症或败血症时，亦可导致继发性乳腺炎。

乳腺炎的临床表现为高热、寒战，患侧的乳房红、肿、热、痛，并有硬结和明显的触痛感；患侧的腋窝淋巴肿大，亦有触痛；白细胞计数升高，以中性粒细胞为主。治疗时可采用青霉素肌内注射或静脉点滴，对青霉素过敏者，可选用其他的广谱抗生素。若未能及时治疗，最终将可能形成乳腺脓肿，此时，全身和局部症状明显加重，需行脓肿切开术引流。

第七章

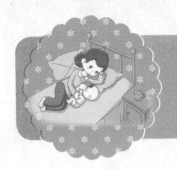

产后恢复与保健

产后容易出汗

　　这是因为产前体内潴留的水分要及时排出；产后恢复过程的代谢废物也需要排泄，故产妇皮肤的排泄功能比较旺盛，所以出汗多，尤其在入睡后和初醒时更为明显，这是正常的生理现象。这种汗称为褥汗，常在几天之后就会自然减少，不必治疗。另外，产后进食较多高能量食物，又多喝汤水，也是产后出汗多的原因。但要随时用干毛巾擦汗，勤洗澡，勤换内衣裤。

　　但是，产妇也必须注意，有一种病理性出汗，表现为汗出湿衣，持续不断，常兼气短懒言，倦怠嗜睡，或见睡中多汗，醒来即止，心烦发热，口干咽燥，头晕耳鸣等症状。这是病理性出汗，需要请医生诊治。

芝宝贝提醒

　　产妇不宜穿得过多，以免出汗加剧，引起体虚。夏天出汗时，要用毛巾随时擦干，因为此时产妇的毛孔都张开着，有汗就容易受风寒。每天应洗浴或用温水擦洗一下身体，不要受凉。

产后感觉腹痛

　　产后腹痛是由于子宫收缩所致。子宫收缩时，引起血管缺血，组织缺氧，神经纤维受压，所以产妇感到腹痛。当子宫收缩停止时，血液流通、血管畅通、组织有血氧供给、神经纤维解除挤压，疼痛就会消失，这个过程一般在1～2天内完成。

　　初产妇因子宫肌纤维较为紧密，子宫收缩不甚强烈，易复原，且复原所需

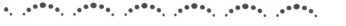

时间也较短，疼痛不明显。经产妇由于多次妊娠，子宫肌纤维经多次牵拉，较为松弛，复原较困难，疼痛时间相对延长，且疼痛也较初产妇剧烈些。

以上情况，都是正常的生理现象，如果疼痛时间超过1周，并为连续性腹痛，或伴有恶露量多、色暗红、多血块、有秽臭气味，多属于盆腔有炎症，应请医生检查治疗。

恶露是什么

胎儿娩出后，在一定时间内产妇阴道仍有血样分泌物流出，这就是医学上所说的恶露。正常的恶露有血腥气味，但不臭。它包括从宫腔排出的血液、坏死的蜕膜组织、黏液及产道的细菌。在产后的不同时间里，恶露的内容物各不相同，可以通过不同时期恶露的内容物来观察是否有异常现象。

产后第1周，恶露的量较多，颜色鲜红，含有大量的血液、小血块和坏死的蜕膜组织，称为红色恶露。

1周以后至半个月内，恶露中的血液量减少，较多的是坏死的蜕膜、宫颈黏液、阴道分泌物及细菌，使得恶露变为浅红色的浆液，此时的恶露称为浆性恶露。

半个月以后至3周以内，恶露中不再含有血液了，但含大量白细胞、表皮细胞和细菌，使恶露变得黏稠，色泽较白，所以称为白色恶露。

注意保持外阴卫生

由于生理特点，外阴部易被尿液、粪便及阴道分泌物所污染，尤其在产后，恶露自阴道流出，外阴部更易受到污染。如不注意卫生、加强护理，便容易发生产后感染。具体的方法是：保持外阴清洁，垫无菌的护垫；住院期间，每日清晨会有护理人员帮产妇冲洗外阴及消毒；出院后，产妇自己可以用棉球或纱布蘸温开水，在大、小便后擦拭外阴部，拭去恶露。擦拭时，应先擦阴阜部及两侧阴唇，最后擦至肛门，不可由肛门开始向前擦。产妇应当尽早下床活动，这样不仅可以促进恶露的排出，还可减少外阴感染的机会。

如果会阴部有裂伤或侧切伤口时，伤口会肿胀、疼痛，可用温热的50%硫酸镁溶液敷于患处。会阴切口处如有感染、化脓时，应及早引流出脓汁；护理创面除每天换药外，还可采用物理疗法，如红外线局部照射等；尽量暴露伤口，不要用很厚的敷料包扎，以保持创面干燥，利于愈合；卧床时，应卧向伤口的对侧，如会阴侧切在左，应向右侧卧，以防恶露流出污染伤口而增加感染的机会。

如何治疗产后痔疮

女性在怀孕分娩过程中，肛门处的静脉血液循环不畅易于充血，若又患有便秘，则容易长痔疮。正确预防痔疮首先要使肛门附近保持清洁，饮食上应注意多吃含纤维丰富的食物，粪便太硬时不可强行排便，应请医生解决。患了痔疮可采用局部用药，如擦药或使用痔疮栓，也可用温水坐浴，待退肿后可按摩脱肛处；若脱肛处红肿严重，则应前往医院接受治疗。产后必须动手术切除痔疮者，仅限于症状严重而无法缩回肛门者，一般在分娩3～4周后，病情便可稳定下来。

子宫复旧不全怎么办

子宫复旧不全是指产后子宫未能按正常的规律恢复，如子宫收缩不好，迟迟不能进入小骨盆腔，或子宫大于应有的程度且软，血性或褐色恶露常常持续不断。

子宫复旧不全时，子宫底下降慢，迟迟不进入小骨盆腔，在耻骨上区总能摸到子宫底，有时还有压痛。检查时，要注意恶露的颜色、量和气味，如果量多，为褐色或红褐色，就应考虑为子宫复旧不全；如有臭味，可能并发子宫内膜炎。但要注意，如果发生了溶血性链球菌的感染，恶露可无臭味。

子宫复旧不全往往是由于产后感染，如发生了子宫内膜炎或子宫肌炎，或者子宫内有胎盘或胎膜组织残留，影响子宫收缩所致。治疗时，医生通常会先给予子宫收缩剂，如缩宫素、益母草膏等，以促进子宫收缩，并加用抗生素控制感染。

产后早期起床活动；及时排尿、排便；卧床时多变换体位促进恶露排出；施行母乳喂养等，均有助于子宫复旧。

当产妇的血性或褐色恶露持续不断时，应及时到医院检查，确定原因，以便进行适当处理。

预防产后子宫脱垂

分娩时，胎儿通过产道，盆底的肌肉和筋膜被牵拉，并向两侧分离，肌纤维也常会被撕裂。这些改变和损伤在产后虽然能得到部分的恢复，但很少能恢复到孕前的状态。分娩时会阴部亦常发生裂伤，使阴道口扩大而且变得松弛；阴道壁也失去原有的紧张度，变得松弛而容易扩张。上述改变都使得骨盆底组织比妊娠前薄弱。如果产后不加强锻炼，而且过早地参加较重的体力劳动，或有便秘及慢性咳嗽等增加腹压的情况，都会影响盆底组织的恢复，而使其变得更加松弛和薄弱，日后就可能发生阴道壁膨出，或子宫脱垂。

为了预防子宫脱垂的发生，在产褥早期就应当做简单的康复体操，加强产后锻炼，并且逐渐增加运动量，以促使盆底组织早日恢复。在产褥期间不要总是仰卧，应当经常更换体位，如侧卧或俯卧，以避免子宫后倾，因后倾的子宫更容易发生脱垂；在做家务时，最好是站着或坐着，避免蹲着干活，如蹲着洗尿布或择菜；产后尤应防止便秘或咳嗽等，避免增加腹腔内压，使盆底组织承受更大的压力而容易发生子宫脱垂。

产妇虽然具有发生子宫脱垂的危险因素，但如果加以注意，还是可以预防的。

产后健身操

正常产妇，如果没有手术助产、出血过多、阴道撕裂、恶露不尽、身痛、腹痛等特殊情况，24小时以后即可起床做轻微活动，适当做一些产后体操，使肌肉、腹壁和体型尽量恢复到孕前状态。

如第1天至第3天做抬头、伸臂、屈腿等活动，每天4～5次，每次5～6下。

1周后可在床上做仰卧位的腹肌运动和俯卧位的腰肌运动，将双腿伸直上举，做仰卧起坐，头、肩、腿后抬等运动。

半个月后，可做些扫地、烧饭等家务和一般的体操，以利于肌肉收缩，减少腰部、腹部、臀部等处的脂肪蓄积，避免患产后肥胖症，保持体态美。

早期适量活动，还可促进消化功能发展，以利于恶露排出，避免褥疮、皮肤汗斑、便秘等产后疾病的发生，并能防止子宫后倾等。单纯卧床休息对产妇来讲是有害无益的，只要运动不过量，就不会出现不良反应。

第七章

做产后健身操的注意事项

●练习前要充分热身。充分的热身活动可以使体温上升，从而使肌肉的黏滞性下降，便于肌肉和韧带的安全伸展，使受伤率大大降低。

●遵循循序渐进的原则。由于产后健身操对于人体柔韧性的要求较高，因此训练时一定要依据自身的水平，由简到难，不能急于求成，以免损伤身体。

●做动作时不要用蛮力。应该缓慢地拉伸肢体，特别是做过剖宫产的产妇，有些动作要慎做，以免影响伤口的愈合。

产后何时来月经

多数妇女在哺乳期间不来月经，这属于生理现象。产后来月经的时间往往与是否完全母乳喂养，哺乳时间的长短及妈妈的年龄等方面有关。

在产后4～6周，不哺乳妇女的脑垂体对下丘脑分泌激素的反应已经恢复正常。卵巢内开始有新的卵泡生长、发育和成熟而发生排卵。大约在排卵后2周就会来月经。也有少数妇女虽然哺乳，仍可能排卵，在产后的不同时间也可能有月经来潮。长期哺乳的妈妈，由于其下丘脑及脑垂体的功能受到抑制，闭经时间可以长达1年或更长时间。

什么是产后忧郁症

产后忧郁症是指因生产及产后精神刺激而引起的精神疾病。它以病态的情绪低落、自责自罪、焦虑不安或反应迟钝为主要表现，并伴有失眠、食欲减退、月经不调等症状，有自发缓解或复发倾向，须注意患者的自伤、自杀倾向。

产后忧郁症与产妇本人的身体和心理素质、家人的理解关怀、产后的生活负担及人际环境等因素有关，来自社会的因素也不容忽视。

现在有很多职业女性都希望自己在工作上能有成就，不少人还是单位里的骨干。生育以及随之而来的较长时间的哺乳期，不仅彻底打乱了产妇原先的工作和生活节奏，还可能使其因生育而失去原本较好的职位和工作，这也可能导致产妇发生产后忧郁。

学会自我调适是预防和控制产后忧郁症最主要的手段。产妇要树立克服生活困难的信心，尽量培养适应新的生活状态的能力。要明白生儿育女是女性不可推卸的职责，也应深刻体会自己付出的社会价值和人生价值，从而保持心理平衡。

家人的理解和关心是减轻和消除忧郁症的有效方法，所以，家人应理解产妇所承受的产后痛苦和烦恼。

增强产妇的体质也是避免和消除产后忧郁症的必要途径，在产后进行适当的运动锻炼，可降低产后忧郁症的发生率。

❤ 产后节食不健康

女性生育后，体重会增加不少，跟孕前大不相同。因此，很多女性为了恢复生育前的苗条体型，分娩后便立即进行节食。这样做不但对自身健康不利，对宝宝也无益处。

因为产后女性所增加的体重主要为水分和脂肪，如果哺乳，这些脂肪根本就不够用，还需要从乳母身体原来储存的脂肪中动用一些营养，以补充哺乳所用营养。为了保证哺乳需要，产妇一定要多吃含钙丰富的食物，每天最少要吸收2800千卡的热量。如果产妇在产后急于节食，这些哺乳所需的成分就会不足，就会消耗大量乳母的营养，或是不能满足婴儿需求，使新生儿营养摄取不足。因此，产后不可急于节食。

女性为了恢复生育前的苗条体型，可以在生育后，过了哺乳期再开始适量节食。每天摄取1500千卡的热量，再加上运动，就可恢复健美的身材了。在饮食上还可以多吃一些蔬菜，也有利于减肥。产后不要多喝高脂肪的浓汤，因为浓汤会影响食欲，还会使身体发胖，影响体型。

❤ 恢复性生活的最佳时机

一般来说，产后4~6周内应禁止性生活。因为此时阴道壁内黏膜较为脆弱，易受损伤，同房时易发生阴道裂伤和出血不止等症状。同时，子宫尚未完全复原，同房时易将细菌带入而引起子宫内膜炎及其附属器官的炎症。另外，分娩时给外阴、阴道等造成的损伤也会因过早地同房而延迟愈合，甚至引起感染。

丈夫也应了解这一点，暂时克制自己。即使是子宫和阴道壁经过4～6周已复原完好，在同房中也应谨慎小心。最好在开始时使用避孕药膏或乳脂等润滑剂来润滑阴道。女性在哺乳期要给宝宝喂奶，大量营养物质通过乳汁喂给宝宝，能量消耗很大，理应好好休息。所以，为了妈妈的身体健康及宝宝的生长发育，同房频率不要过高。

♥ 哺乳期也要注意避孕

产妇在生完宝宝4周后，如果没有哺乳就已经具备了再次受孕的可能性。即使是母乳喂养，也仅仅只会延迟月经的恢复，却并不一定会阻止排卵。因此，不排除在母乳喂养阶段即使没有来月经也会有怀孕的可能性，所以最理想的做法是同房时采取合适的避孕措施。

♥ 哺乳期避孕的措施有哪些

哺乳期女性避孕必须考虑两方面问题：一是从宝宝健康角度考虑，要保证避孕方法对乳汁无影响；二是要考虑避孕方法不影响产妇的内分泌功能，同时考虑到卵巢功能低下出现闭经、子宫小而软的特点。哺乳期的女性可根据个人情况选择下列避孕措施：

✴ 男用避孕套

这是哺乳期应当首选的避孕法。此法使用简单，效果好。但采用这种方法避孕，要求男方在性交开始前就戴上，事先还必须检查避孕套有无破口，并将顶端气体排出，性交后及时取出，才能保证避孕效果。

✴ 女用子宫帽

在弹簧状的金属圆环上，包着碗形的乳胶薄膜，将其扣在子宫颈上，可以防止精液进入子宫内，避免精子与卵子相遇，从而达到避孕目的。

✴ 外用避孕药膜

这是一种半透明的柔软薄膜，溶解后能杀死精子。

第八章
新生儿护理

从新手妈妈成为育儿达人

　　面对新生的宝宝，相信你一定会有初为人母的骄傲，但是，与此同时，你也一定会感觉手忙脚乱：宝宝为什么哭个不停，你不知道；宝宝什么时候该吃奶，你不知道；宝宝生病了如何照顾，你还是不知道。现在的你是不是觉得自己一下子变得特别无知，也特别无助了呢？不要紧张，在这一章节里，我们将帮助你答疑解惑，教你如何护理宝宝。从如何喂养宝宝到如何给宝宝选衣服、洗澡、换尿布，再到如何预防和判断新生儿常见疾病，以及对小宝宝进行体能训练等方面的知识，我们都会一一讲解。只要你仔细阅读，认真学习，相信用不了多久，你就会成为一个育儿达人。

安心小叮咛

　　提倡母乳喂养——母乳完美地满足了一个新生儿的全部营养需求，没有一种配方奶粉能够与之相比；也没有一种奶瓶能够完全模拟乳房的结构，让宝宝能够吮吸得那么自如。

　　平时注意观察宝宝变化——一定要密切注意宝宝是不是有什么不适的症状，一旦发现问题要及时联系医生或者带宝宝去医院。

　　给宝宝提供安全舒适的生活环境——室内温度和湿度要适宜，采光和通风要好，宝宝头的周围不要有过软的棉被或枕头，这样有可能造成宝宝窒息。

新生儿的样子

并不是所有新生儿的样子都像我们想像中那么可爱，事实上，很多新生儿看上去是很奇怪的。

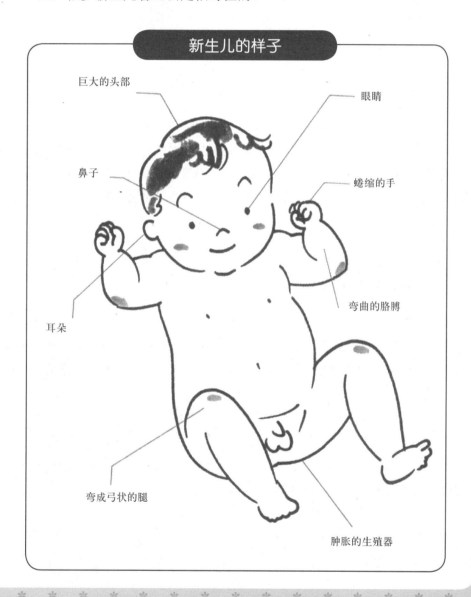

新生儿的样子

巨大的头部

眼睛

鼻子

蜷缩的手

弯曲的胳膊

耳朵

弯成弓状的腿

肿胀的生殖器

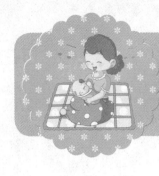

迎接新生儿

什么叫新生儿期

新生儿期指的是宝宝出生后28天以内的时期。胎儿在母体内发育，吸收母亲的营养和氧气不停地成长。出生之后，新生儿和母体分开，必须依赖自己的肠管来吸收养分，靠自己呼吸来获得氧气，身体构造在短期内也有了急速的变化。这就要求父母在掌握了新生儿生长发育的特点后对各种常见问题和突发状况做出及时、有效的应对。

Apgar评分

Apgar评分用来判断新生儿出生时是否健康，从5个方面评分，每项2分，即呼吸规律、心率正常（120～140次/分）、皮肤颜色粉红、咽喉反射敏感、肌张力好，则为满分。只要评分在8分以上均为正常，评分4～7分则为轻度缺氧，评分小于3分为重度缺氧。

Apgar评分要评两次，新生儿出生1分钟时评1次，表示新生儿在妈妈体内的状况，如评分低，需立即抢救；出生5分钟时评1次，表示抢救的效果，同时也可间接反映新生儿的健康指标。再结合对新生儿进行简单而可行的体格检查，排除先天性畸形，重点是先天愚型、脑积水、脊柱裂、唇腭裂、心脏病、外生殖器畸形。

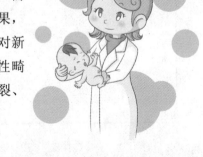

新生儿出生后医护人员的工作

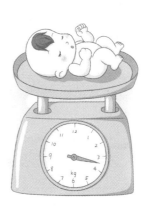

宝宝出生后，首先助产士要给他清理呼吸道，擦去口鼻中的黏液，再用吸管吸出呼吸道黏液，接着刺激宝宝哭，待宝宝大声啼哭后，处理脐带。做完这些事后擦净宝宝身上的胎脂，在病历上打宝宝足底印及妈妈的拇指印，接着量宝宝的身长、体重。之后，给宝宝系上标有宝宝性别、体重、出生时间、妈妈姓名和床号的手腕带，包好宝宝再系上标有同样标记的包被腰带。首次检查以听诊心肺情况，观察肌肉张力和检查面部、口腔、肛门和四肢有无畸形为重点。

新生儿观察

目前，我国产科广泛采用母乳喂养，宣传母婴同室，即妈妈跟宝宝24小时生活在一起，但总有一些宝宝因为医学原因需要暂时和妈妈分开，主要有以下几类宝宝需在新生儿室观察：

早产儿，胎龄小于37周的宝宝；低体重儿或巨大儿，体重少于2500克，或重于4500的宝宝；妈妈患有糖尿病、甲亢等内分泌疾病的宝宝；出生时有轻度及重度窒息的宝宝；出现新生儿黄疸偏重的宝宝；有肺炎、呕吐综合征的宝宝。

新生儿体检

按标准，在出生后24小时之内，医生应该为宝宝做一次全身体检。如果你还在医院多待一天，宝宝还会接受第二次全身体检。这种体检家长可以陪同，所以要抓住这个好机会，询问一切你想了解的关于照顾宝宝的细节问题。医生会从头到脚地为宝宝检查很多项目，包括检查宝宝的心率、脉搏，还有髋部发育情况、各种新生儿的条件反射的情况，还要通过触摸宝宝柔软的全身来检查宝宝内脏的发育情况。

第八章

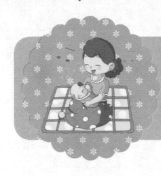

新生儿喂养

母乳喂养有什么好处

❋ 有利于宝宝生长发育

母乳中含有适当的蛋白质、碳水化合物（糖类）、矿物质（无机盐类）及各种维生素，以满足新生儿的生长发育。

母乳（特别是初乳）中含有大量抗病毒和抗细菌感染的免疫物质，可以增强新生儿抵抗疾病的能力。母乳喂养的孩子一般来说抗病能力强，很少得病，这是其他任何替代乳品都无法实现的。

母乳中含有促进大脑迅速发育的优质蛋白、必需的脂肪酸、乳酸、牛磺酸和DHA，可促进视觉和大脑发育。如果能坚持母乳喂养4~12个月，孩子就能较长期地得到DHA，这是获得最佳视力所必需的。

母乳中含有帮助消化的消化酶，有利于孩子对营养的消化吸收，因此，吃母乳不会引起过敏反应，如湿疹。

❋ 促进宝宝牙齿及面部发育

母乳喂养能使孩子感受到母爱的温暖，获得身心的满足及安全感，对孩子形成良好的个性十分有益。母乳喂养不仅为孩子提供了物质营养，还提供了一种必不可少的"精神营养"。

❋ 有利于妈妈产后恢复

妈妈通过哺乳会从与婴儿的密切关系中得到心理安慰。新生儿对乳房的吸吮刺激，能反过来促使母体催产素的分泌，预防产后出血，有利于产后妈妈子宫的收缩和产后恢复。

母乳喂养最方便、经济、卫生、安全，采取母乳喂养的妈妈患乳腺癌、卵巢癌的机会少。

越早哺乳越好

新生儿出生后第1个小时是个敏感期，且在出生后20～30分钟婴儿的吸吮反射最强。如果此时没能得到吸吮的体验，将会影响以后的吸吮能力。

新生儿出生后母子接触的时间越早、越长，母子间的感情越深，宝宝的心理发育越好；而且新生儿敏感期又是确立母子间感情联系的最佳时期，因此主张让新生儿在出生后30分钟之内，就开始吸吮乳头，以尽早获得物质和精神食粮。

初乳对新生儿的好处

初乳尽管含量少，但对保证新生儿生长发育及身体健康是十分珍贵的。

初乳含有丰富的营养物质，其中较多的蛋白质和较少的脂肪特别符合新生儿生长快、需要蛋白质多和消化脂肪能力弱的特点。

初乳与随后的成乳相比，含有更多的维生素和矿物质。而且，含有大量的β-胡萝卜素，所以呈黄色，看上去不像奶。有的人误以为产后头几天的奶脏而将其丢弃，这是十分可惜的。

初乳不仅营养好，而且含有保护新生儿抗御疾病的物质，即免疫物质。初乳中溶菌酶的含量比牛奶高数百倍，尤其是初乳中含有丰富的分泌型免疫球蛋白A（SIgA），不易被胃酸和消化酶破坏，能在肠道里起到黏膜保护剂的作用，使新生儿免受肠道细菌的感染。所以，母乳喂养的新生儿很少发生腹泻。

新生儿从初乳中获得特异免疫球蛋白G（IgG），对一些特异性感染性疾病有抵抗力。

帮助新生儿找到乳头

可利用新生儿的觅食反射，让宝宝的头脸转向乳头方向。宝宝由于饥饿张开嘴巴时，妈妈应把乳头塞进他的嘴中，将其放在宝宝上腭的下面和舌的上面，

第八章

用这样的方法使宝宝吸到妈妈的乳头。

哺乳的正确姿势

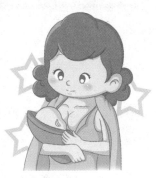

妈妈给新生儿喂奶可采取坐势、半躺势等正确姿势。坐势就是坐在椅子上，将新生儿所吸乳房一侧的脚垫高，抱着新生儿喂奶；半躺势就是妈妈后背垫一枕头，将新生儿垫高紧靠乳房喂奶。

如做了外阴切开手术或坐起来很痛，妈妈不妨采用斜倚的姿势。这种姿势也适合夜间哺乳，便于用枕头充分地支撑起身体。哺喂时让宝宝躺在臂弯里，使他的嘴与乳头齐平，把宝宝带向身边，用另一只手托起乳房哺乳。

宝宝为什么拒绝吃奶

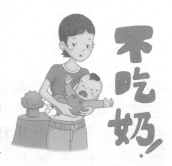

一般来说，妈妈从一开始就能顺利地给宝宝哺乳，但是，年轻的妈妈还要多注意一些哺乳中的常见问题。

宝宝在最初48小时内很快就能学会吸吮，但如果延误了开始的时间，恐怕以后他学起来会困难许多。但是，这并不意味着宝宝永远不吸吮乳房，而意味着妈妈必须有耐心，坚持下去。如果是早产儿，可以用挤出来的乳汁喂养他，这样乳汁供应就能源源不断。拒奶的主要原因是宝宝出生后的奶头错觉，如用奶瓶先喂糖水、喂奶粉等，因为宝宝对第一个接触到的物体感觉印象深刻，接受后就有可能拒绝其他的喂养方法。

解决妈妈奶冲的方法

有些妈妈的奶水很好，宝宝也没有什么不适，且大小便正常，生长发育也正常。可就是每当给宝宝喂奶时，宝宝就哭闹，刚把奶头衔入口中，很快就吐出来，甚至拒绝吃奶。有时奶水向外喷出，甚至会喷宝宝一脸。当宝宝吸吮时，吞咽很急，一口接不上一口，很容易呛奶，这就是奶冲造成的。

解决奶冲的有效办法是，用剪刀式喂哺。剪刀式喂哺的方法是：妈妈一只手的食指和中指做成剪刀样，夹住乳房，让乳汁缓慢流出。奶冲的妈妈要少喝汤，从而适当减少乳汁分泌。有些医生还建议发生奶冲的妈妈在喂奶前先把乳汁挤出一些，以减轻奶冲症状。但这种做法并不科学，因为挤出去的前奶含有丰富的蛋白质和免疫物质，后奶的脂肪含量较多。若每次都是挤出前奶，宝宝就多吃了脂肪，少吃了蛋白质等其他营养成分，会造成营养不均衡。

新生儿为什么会吐奶

✳ 喂得过饱

这种情况在母乳喂养的新生儿身上较少见，因为如果吃饱了，新生儿可随时停止。用奶瓶喂养的新生儿则常常会吃下过多的配方奶。最好的解决办法是当使用奶瓶的新生儿吸食速度减慢或不再想吃时立刻停止喂奶。

✳ 拍嗝不够

喂奶后，妈妈要轻拍新生儿背部，直到宝宝打嗝，这样可以消除新生儿在吃奶时胃部吸进空气所造成的胃胀。

✳ 肠道阻碍

新生儿期最常见的阻碍就是横阻于胃和肠之间的幽门狭窄，导致喂给宝宝的食物不能顺利通过，造成回流，引起呕吐。

如果妈妈确信拍背拍得足够，也没有让宝宝吃太饱，而宝宝依然吐得厉害时，最好请教医生。

怎么给宝宝拍嗝

宝宝吃完奶后往往会吐奶，如果不注意，还有可能使宝宝将奶吸入气管内，甚至发生窒息。这都与宝宝吃奶时咽下去一部分空气有关，所以在宝宝吃奶后要拍嗝。

第八章

✳ 俯肩拍嗝法

将垫布铺在妈妈的左（右）肩上，以免宝宝溢奶沾到妈妈的衣服上，抱直宝宝，放在肩膀上，让宝宝的下颌靠着垫布，一只手抱住宝宝的臀部，另一只手手掌弓成杯状，由下往上轻轻叩击其背部，或是手掌摊平轻抚其背部，直到宝宝打嗝排气为止。

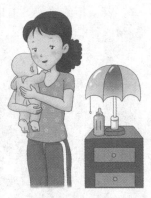

✳ 坐腿拍嗝法

将围巾围在宝宝的脖子上，避免宝宝溢奶沾到衣服上，让宝宝坐在妈妈大腿上，一只手的虎口张开，托住宝宝的下巴及前胸，另一只手手掌弓成杯状，由下往上轻轻叩击其背部，或是手掌摊平轻抚其背部，直到宝宝打嗝排气为止。一般拍嗝时间以5~15分钟为宜，若宝宝仍未打嗝，可将宝宝放回床上。

♥ 哪些妈妈不宜哺乳

如新手妈妈患有心脏病、肾脏病、糖尿病、精神病、活动性肺结核、恶性肿瘤等疾病，或体质过于虚弱，则不宜进行母乳喂养。

这是因为新手妈妈患有疾病，乳汁成分也会受到一定的影响，而且有病的新手妈妈需要服药，这会导致某些药物通过体内代谢影响乳汁，新生儿吸食后会引起药物反应，从而有碍健康。

> **芝宝贝提醒**
>
> 在哺乳前妈妈应该清洗双手，并保持乳头清洁。这样不但可以防止宝宝患肠胃疾病，还可以防止乳头破裂或引起乳腺炎。

♥ 人工喂养和混合喂养

人工喂养指因各种原因不能坚持用母乳喂养，完全改用代乳品（代替母乳的食品，如牛奶等）喂养婴儿的方法。混合喂养则指在妈妈乳汁分泌不足，或妈妈产假后因工作等不能按时授乳的情况下，用代乳品来补充母乳的不足或授乳的空缺。由于是将母乳和代乳品同时喂给宝宝，故称混合喂养。在本书中，将两者统称为人工喂养，以与母乳喂养区分。

对新生儿进行人工喂养与母乳喂养有很大的不同，有很多方法和技巧需要掌握。

选购配方奶的注意事项

配方奶是营养学家根据母乳的营养成分，重新调整搭配奶粉中酪蛋白与乳清蛋白、饱和脂肪酸与不饱和脂肪酸的比例，除去了部分矿物盐的含量，加入适量的营养素，包括各种必需的维生素、乳糖、精炼植物油等物质。

在选择配方奶粉时要注意以下几点：要根据宝宝的月龄选择配方奶；包装要完好无损，不透气；包装袋上要有生产日期、生产批号、保存期限，且保存期限最好是用钢印打出的，没有涂改；品质好的奶粉，外观应是微黄色粉末，颗粒均匀一致，没有结块，闻之有清香味，用温开水冲调后，溶解完全，静止后没有沉淀物，奶粉和水无分层现象。

如何调配配方奶

准备好调配所需要的一切工具：奶瓶、奶嘴、杯子、塑料刀、配方奶粉罐中有刻度的勺子、漏斗、水壶等。

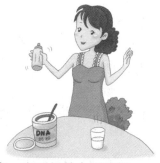

将适量的经冷却处理的沸水（不要用隔夜的沸水）倒入经过消毒的奶瓶中。

用带刻度的勺子取配方奶粉，使奶粉的表面与勺子齐平。

将奶粉倒入水中，盖上奶瓶的瓶盖，轻轻晃动瓶身，直到奶粉全部溶解。

如何喂配方奶

调好配方奶后，妈妈就要着手给宝宝喂奶了。爱抚是喂奶的第一步。喂奶

第八章

前，妈妈要先将宝宝轻柔地抱起，解开或掀起上衣，让宝宝贴近妈妈的胸，让宝宝与妈妈充分享受肌肤之亲。在用奶瓶喂宝宝之前，妈妈要望着宝宝的眼睛，轻柔地和宝宝说话、微笑，这些都有助于增进宝宝和妈妈之间的感情。

在给宝宝喂奶之前，妈妈要先滴几滴奶在手腕内侧或手背上，试试温度，不可太热或太冷，温度要正好适宜食用。

喂奶时，要倾斜奶瓶以便使瓶颈充满奶水，使宝宝不会吸入太多空气。奶水要能从奶嘴中迅速滴出，但流速也不可过快。如果奶嘴孔太小，可用消过毒的针头使它变大；如果奶嘴孔太大，应更换奶嘴，因为喂得太快，很容易引起宝宝呛奶和喂奶过量等问题。

喂奶中偶尔要将奶瓶拿开让宝宝休息，宝宝通常会在10～15分钟内将奶吃完。不要让宝宝的手指接触到奶嘴，也不要让宝宝单独和奶瓶在一起。

如何选购奶瓶

奶瓶、奶嘴等喂奶用具都是必不可少的东西。在宝宝出生前父母就应该了解这方面的知识，知道各种奶具的使用方法、消毒等事项，为宝宝将来的饮食做好准备。

奶瓶分为塑料材质及玻璃材质两种，塑料材质轻且耐摔，玻璃材质耐高温易消毒。建议至少购置1只玻璃奶瓶、1只塑料奶瓶。玻璃奶瓶适合妈妈拿着喂，塑料奶瓶适合外出时用，或宝宝大些时让他自己拿着喝奶。

怎样选择奶嘴

奶嘴分为很多种，但并不是奶嘴孔越大越好。如果奶嘴孔太大，宝宝吃奶的时候很容易呛着。选择奶嘴主要是看宝宝的食量。通常奶嘴分为小圆孔、中圆孔、大圆孔和十字孔四种。小圆孔的奶嘴流量比较慢，中圆孔的奶嘴流量适中，大圆孔的奶嘴流量比较大，十字孔的奶嘴流量最大。一般来说，小圆孔的奶嘴适合刚出生的宝宝，中圆孔的适合用来喝水和牛奶，大圆孔和十字孔奶嘴一般用来喝果汁和米粉这些流质食物。

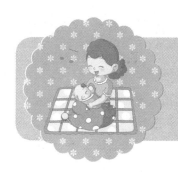

新生儿护理常识

婴儿室的适宜温度

适宜的室温会让宝宝感到舒适。如果室温高，可以给宝宝少穿点；如果室温低，可以给宝宝盖上被子等。爸爸妈妈应该尽量为宝宝创设适宜的居住环境，室温最好在20℃～22℃，湿度保持在50%左右，因为这样宝宝才能感到舒服。空气过于干燥会加速细菌传播，使宝宝的呼吸道黏膜抵抗力降低，从而极易患病。

Q&A

Q 应怎样保持宝宝居室温度和湿度适宜？

A 冬季出生的宝宝，特别要注意保暖。如果宝宝是在夏天出生，衣服不能穿得过多，包裹不能太紧，房间要开窗、开门通气，地上可洒些水。天气很热时宝宝不需穿衣服，睡觉时在腹部盖条毛巾即可。值得注意的是，要避免电风扇或空调的风直接吹到宝宝身上，最好使用微风吊扇，空调温度不要调得太低。宝宝如果是在春秋季节出生，要注意开窗，但要防止冷风直接吹着宝宝。

合理安排新生儿的生活环境

新生儿身体幼小、娇嫩，最好选择朝南的房间作为宝宝的居室。居室阳光充足，宝宝就可以晒到太阳，不容易患因维生素D缺乏而引起的佝偻病。白天不要给宝宝的居室挂窗帘，尤其是比较厚、颜色比较深、花色比较暗的窗帘，晚上完全可以使用正常的照明灯。

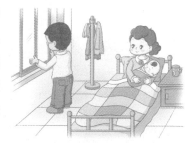

第八章

朝南的房间干燥，致病菌不容易生长繁殖。平时要经常开门开窗通风，保持室内空气新鲜。但要注意不让风直接吹到宝宝身上，用窗帘或屏风遮挡一下即可。如果天冷或风大时，也可以先把宝宝抱到另外的房间，等通风以后再抱回来。

芝宝贝提醒

居室要清洁，每天应打扫室内卫生，家具应用湿布擦拭，地面应用潮湿的拖把清扫，以免尘土飞扬。

新生儿正确的睡眠姿势

宝宝每天大部分时间都在睡眠，但他还不能自己控制和调整睡眠姿势，因此父母要帮助宝宝选择一个好的睡眠姿势。一般来讲，睡眠姿势可分为三种，即仰卧、俯卧和侧卧。

我们提倡侧卧姿势与仰卧姿势相结合，最好经常给宝宝变换睡眠姿势，这样可避免宝宝头颅变形。为提高宝宝颈部的力量，训练宝宝抬头，每天可以让宝宝俯卧睡一会儿，但时间不要太长，注意不要堵住他的鼻孔。几个月后，宝宝自己会翻身了，调整睡姿也就不再成问题了。以后不论将宝宝放入婴儿床时是什么姿势，宝宝都会找到自己最习惯、最舒适的睡姿。

如何抱新生儿

一定要把新生儿抱得紧一些，特别在头几周，使其有被紧紧围住的感觉（用你的双臂、衣服或者襁褓围着的感觉），这会给他强烈的安全感。抚抱的要点是新生儿的倾斜度不可过大，而头部和身体一定要呈直线状。

✳ 抱起新生儿

新生儿要等到4周以后才能够完全控制自己的头，因此，当大人抱起他的时候，一定要托住他的头部。把手伸过新生儿的颈部下面，托起他的头；把另一只手放在他的背部和臀部下面，安全地支持着他的下半身。用这种方法抱持会使他很容易被转移到任何位置上，但一定要做到轻柔。

✽ 抱着新生儿

·双臂抱持。把新生儿抱在双臂中有两种主要的位置：

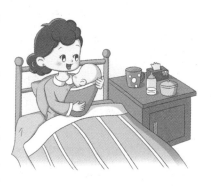

第一种是把新生儿抱在大人的任何一只臂弯上，他的头部比躺在大人的手臂上部的身体其余部分稍高，用前臂和手环绕着新生儿，支托着他的背部和臀部。这样可以跟新生儿对视，对他讲话和微笑，他亦可以注视大人的一切表情和注意听你讲话。

第二种抱持新生儿的方法，就是用大人的前臂把新生儿紧靠在大人的上胸部，让他的头伏在大人的肩上并用手扶托着其后脑勺。这样，大人可以腾出一只手来，如果单独一人并且需要捡起地上东西时，这个姿势就能派上用场。但是，如果感到还需要更加小心的话，就应该支托着他的臀部。

·用抱带抱持。完全可以用抱带抱持新生儿，要保证他的头、颈有充分的支持，并让抱带能舒适地套着他的身体，避免从任何一边滑下来。

✽ 放下新生儿

当妈妈把新生儿放下时，必须做到把他的头托住。如果妈妈不这样做，他的头就会猛然地往后并可能给他一种要跌下来的感觉。妈妈可以按抱起新生儿的方法放下他，这样整只手臂可支托着婴儿的脊柱、颈部和头。或者用另一方法把婴儿紧紧地包在裹布里，使他的头部得到支持，直到他被放到婴儿床上，再轻轻地把裹布打开。

♥ 怎样为宝宝穿衣服

给新生儿穿衣服可不是件容易的事，宝宝全身软软的，他又不会配合你，因此，在给宝宝穿衣服的时候往往弄得你手忙脚乱。其实，给宝宝穿衣、脱衣时抚摸他柔软的皮肤，是让宝宝认识自己的身体的极好机会。他可能不喜欢穿上衣服，但你可以用自己的脸蹭蹭他，搂抱他，吻他，与他闲聊，使穿衣变成愉快的事，但是动作要稍微快速一些，以免宝宝着凉。

第八章

新生儿的衣服要选宽大的，尤其是袖子要大一点，使得手能伸入，哪怕是攥紧的手也可以伸入。给宝宝穿衣服时，大人先用手指把他的小手慢慢地向外拉。当拉出小手时，要在袖子的外面把他伸直的手握住，不让他缩回去，这时可以在上臂松松地系根带子。给新生儿穿衣服的时候袖子是最难穿的部位，这个部位穿好了，其他的地方就比较容易了。动作一定要轻柔自然，千万不要向后强扭，以免伤害宝宝的关节。

❤ 勤洗澡能提高宝宝适应能力

新生儿的新陈代谢旺盛，皮肤娇嫩，抵抗力弱，加上各种刺激，如大小便、汗液、呕吐物等，极易造成感染。勤洗澡可以清洁皮肤，消除身上的有害细菌。经常给新生儿洗澡可以加速皮肤的血液循环，保持上皮细胞不受损害，调节机体各系统的活动功能；经常洗澡还能提高新生儿对环境的适应能力，增强对疾病的抵抗能力。

❤ 怎样为新生儿洗澡

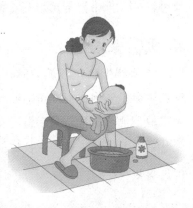

第一步：给宝宝脱掉衣服，去掉尿布，用大毛巾裹住全身，家人可以坐在小椅子上，让宝宝仰卧在家人的左侧大腿上，用左臂和手掌从宝宝后背托住他的头和颈部，使他的下半身固定在家人的臀弯和腰身之间。然后用左手拇指和中指捺住宝宝的两个耳郭使之反折，堵住耳孔以防进水。

第二步：洗脸、洗头：把专用小毛巾蘸湿，给宝宝洗眼、嘴、鼻、面额及耳朵。然后在手上抹少许婴儿皂洗头部，用清水洗净，擦干。

第三步：洗颈部及上

芝宝贝提醒

宝宝脐带未脱落前应上下身分开擦洗，不要把宝宝放入水中弄湿脐部。洗脸不用肥皂，洗其他部位可将婴儿沐浴露抹在大人手上，然后用手抹洗宝宝。动手要轻柔迅速，全过程应在5～10分钟内完成。

身、下身：解开裹在宝宝身上的毛巾，将他放入盆中仍用左臂托住他的头、背和腋窝，从颈部开始，依次洗净上身、下身。要注意洗净颈部、腋下、肘窝、大腿沟等皮肤皱褶处和手心、指缝、趾缝。

第四步：洗完立即用干浴巾包裹，轻轻拭干，热天皮肤皱褶处可涂点润肤油，然后兜尿布、穿衣，包好再喂奶。

❤ 不能洗澡时的清洁

宝宝生病或因其他原因几天不能洗澡时，可用海绵浴或油浴保持皮肤清洁。

✳ 海绵浴

● 将室内弄暖和，脱去宝宝的衣服，用浴巾包裹起来。

● 把纱布或海绵放入热水中，拧干后打上少许婴儿皂，用其擦脖子、腋下、屁股和有皱褶的地方等，擦到哪个部位就将哪个部位从浴巾下露出，一点点地擦。

● 用热毛巾擦2～3次，不要残留肥皂沫，注意热毛巾不要太热。

✳ 油浴

● 保持室内温暖，脱去宝宝衣服，用浴巾包裹宝宝。

● 在脱脂棉上蘸些婴儿油，用和海绵浴相同的要领擦洗身体。注意：冬天婴儿油太凉，要先把它弄暖再给宝宝使用，以免惊吓着宝宝。

● 用纱布或毛巾轻轻地擦拭身体，把油揩掉。

❤ 眼、耳、鼻的清洁护理

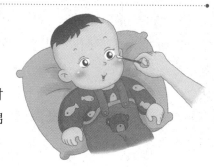

✳ 擦洗眼睛

宝宝要有专用的洗脸毛巾，每次洗脸时先擦洗眼睛。眼睛若有过多分泌物，可用棉球蘸温开水从内眼角向外眼角轻轻擦拭。

第八章

✿ 清除鼻痂

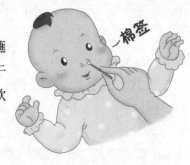

若宝宝鼻孔内有分泌物，可用棉球或毛巾蘸干净，再用温开水轻轻擦拭；如果分泌物结成干痂，先用蘸湿的棉签润湿干痂，待干痂湿润变软后即能自动排出。

✿ 耳郭清洗

可用蘸湿的棉签擦洗外耳郭，不可伸入耳道，注意不要将水滴入耳道内。若耳背皲裂，可涂熟食油或1％紫药水。

✿ 脐部护理

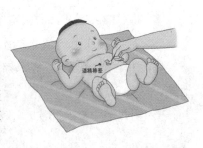

一般情况下，新生儿出生后3～7天脐带残端脱落，脱落后应保持局部清洁。如局部经常湿润并有少量液体渗出，属正常现象，可用75％的酒精从里向外涂抹，每日1～2次，需注意局部保持清洁干燥防尿湿；也可涂1％紫药水，不可撒消炎粉等。如有脓性分泌物并有异味、脐部周围发红，则属炎症，需到医院就诊。

✿ 修剪指甲

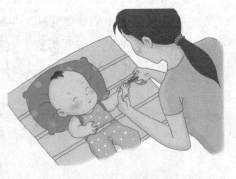

宝宝指甲长得特别快。1～2个月的宝宝的指甲以每天0.1毫米的速度生长，10天就能长1毫米，1个月能长3毫米。

婴儿的指甲一般都往里凹，为此妈妈常为给婴儿剪指甲而犯愁，其实用刃薄的剪刀来剪并不难。婴儿的脚指甲经常与褥袜摩擦，易生劈裂；宝宝喜欢用手指甲抓脸部及身上其他部位，往往会抓破皮。所以，要经常给婴儿剪手指甲和脚指甲。婴儿指甲细小，薄嫩，剪时要小心，不可剪得太深，以保护婴儿的手（脚）指，免得有疼痛感。在宝宝熟睡后或哺乳时剪指甲较为安全。

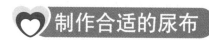

制作合适的尿布

尿布要求吸水性强、柔软、便于洗涤，因此要选用柔软、浅色的棉布或旧床单、旧秋衣、旧秋裤、旧棉衣裤制作。可剪成36厘米×36厘米的正方形，也可做成36厘米×12厘米的长方形，不需要弄得太大。

使用时可折成两种形状，一种是长方形，也就是将正方形尿布折叠成三层或用两块长方形尿布折叠成长方形使用。使用时在婴儿腰部围一条宽松适宜的松紧带，将尿布骑上，前后两端塞入松紧带即可。另一种是三角形，将正方形尿布对折一次即成，使用时可在三角形尿布内侧加一叠长尿布，三角形尿布的两端可缝上粘料。长方形尿布比较方便，但容易漏出大便，三角形尿布包裹较紧，但会使婴儿两腿分开较大。做好的尿布在使用前要先用开水烫一下，在阳光下晒干备用。

为防止宝宝的尿液渗到床褥上，还要准备几块棉垫子，棉垫子的制作方法是用旧棉布做成约45厘米见方的夹被，内絮棉花。一般需准备五六块，以备轮换使用。塑料布或橡皮布不能直接包在尿布外面，应将其放在棉垫下面，这样尿液渗出时就不会弄湿床褥了，否则会阻碍尿液的外渗和蒸发，使尿液刺激皮肤发生尿布疹。也可以去超市或母婴商店购买婴儿隔尿垫。

芝宝贝提醒

宝宝的皮肤非常娇嫩，对于尿液和汗液都非常敏感，可以说是屁股虽小，问题不少。在与宝宝的小屁股"做斗争"的日子里，你需要总结经验，掌握技巧，使宝宝的小屁股平安地度过这段敏感的尿布期。

纸尿裤的利弊

✳ 有利方面

首先，纸尿裤有舒适的干爽网面，使宝宝不再被尿浸着，从而减少了宝宝的哭闹次数和尿布疹的发生机会。其次，使用传统的尿布，每天要更换十几次，甚至二十几次，而使用纸尿裤较轻松方便。

❋ 弊端

首先，由于纸尿裤使用方便，吸水力强，减少了宝宝因尿湿而啼哭的次数，从而使宝宝不能通过这种特殊的方式与父母交流、互动。其次，纸尿布花费较大，不利于环保，容易造成宝宝的0型腿。

💗 选用纸尿裤的标准

❋ 吸水力强且快

因为纸尿裤含有高分子吸收剂，吸收率可达自身的100～1000倍。尿裤表层的材质也要挑选干爽而不回渗的，最好选择四层结构的纸尿裤，即包括表层、吸收层、吸水纤维纸层、防漏底层的。

❋ 透气性好且不闷热

纸尿裤如果透气性不好，不仅很容易使宝宝患尿布疹，而且还会使男宝宝的阴囊局部环境温度增高，可能影响睾丸发育，尤其是1岁以后的宝宝更应注意。

❋ 触感舒服

新生儿的触觉非常敏感，对不良刺激更加敏感，只要有一点不适，就会感到非常不舒服。由于纸尿裤与宝宝皮肤不仅接触的面积大，而且几乎是24小时不离身，所以，要选择超薄、合体、柔软、材质触感好的纸尿裤。

❋ 尺码适合

选用纸尿裤尺码时，可参考包装上的标示，选择适合宝宝月龄和体重的纸尿裤。

💗 更换尿布的基本常识

❋ 每天的更换次数

这一时期的宝宝，每天排尿次数为10～30次，期间还有数次是排便，所以尿布的需要量非常大。

潮湿的尿片会变得冰冷，让宝宝感到不快，一般情况下，更换尿布的适当间隔为2～3个小时，每天换10次左右。

✳ 观察是否大便

在换尿布时，最容易让人察觉的是排便。如果是男宝宝，只要轻轻抚摸睾丸及阴囊即可知道，女宝宝因大阴唇较发达，所以必须注意粪便是否堆积在臀部中央。

✳ 保持清洁与舒适

保持尿布清爽会让宝宝感到舒服，加强对舒适的欲望，这对日后锻炼他自主排泄有很大的帮助。

✳ 母子的沟通

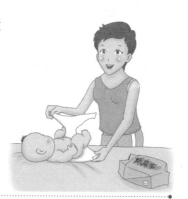

在更换尿布时，大部分妈妈都会下意识地和宝宝谈话，在低声细语中，增强宝宝对妈妈的信赖感。

❤ 更换尿布的注意事项

✳ 不要盖住肚脐

尿布的后方要达到宝宝的腰部，前方则位于肚脐下两三厘米处，如此可减少沾湿肌肤的部分，同时可保持肚脐的清洁。

✳ 不可包得过紧

为了不妨碍宝宝的腹式呼吸，尿布的松度应该可以容纳得下两三根手指的宽度，也为了让宝宝的大腿活动自如，所以不可包得过紧，但也不要太松，否则容易掉下来。

✳ 不可露出尿兜外

如果尿布露出尿兜外，对于尿量较少的新生儿无关紧要，但对于尿量较大的宝宝则容易沾湿衣服，所以应该把尿布端正地放在尿兜中。

第八章

♥ 尿布的洗涤和消毒

洗涤尿布时应选用弱碱性的肥皂，避免用浓烈的洗洁剂和生物酶制剂，以免刺激宝宝的娇嫩皮肤。若因尿布变硬而使用柔顺剂时，一定要把它彻底漂洗干净。除非尿布玷污严重或者变得很灰，否则不必用水煮。用过消毒药之后，用热水进行漂洗和洗涤就足够了。

♥ 为新生儿清洁粪便

在更换尿布的同时，可以观察到婴儿是否大便，有大便要及时清理。

✽ 清洁男宝宝

● 用一块湿布或棉球把尿清除，从大腿皱褶向阴茎的方向清洁，不要将包皮往后拉。

● 用一只手握住宝宝双踝，提起他的双腿，清洁他的臀部，彻底擦干。用一只手指放在他两足跟之间以防止他的两踝互相摩擦。

● 如尿布脏了，可先用尿布正面尽可能地擦掉粪便，再使用棉球蘸上洗剂或油擦拭。每次用不同的棉球，擦后注意洗手。

✽ 清洁女宝宝

● 用一块湿布或棉球把尿清除，清洁生殖器及其周围的皮肤。千万不要把阴唇往后拉开的方法清洁里面。

● 握住双腿将其提起来，清洁臀部。从阴道后部朝肛门方向擦拭，以防细菌传播。

● 如果尿布弄脏，用棉球蘸上洗剂或油来清洁。每次都使用新的棉球擦拭，从大腿和臀部内侧向外擦拭。

♥ 女宝宝为什么会有"月经"

有的女宝宝在出生1周左右，阴道可能流出少量血样黏液，大约持续2周，叫做"新生儿假月经"。这是正常的生理现象，不需要做任何处理。出现此类情况时，在给宝宝洗澡时，不要用盆浴，而要用淋浴或用流动的水清洗外阴以免感染。如果妈妈发现宝宝的血性分泌物较多时，要及时带宝宝到医院检查，排除患有凝血功能障碍或出血性疾病的可能。

刚出生的女宝宝在阴道口内还会有乳白色分泌物渗出，如同成年女性的白带。这是由于妈妈在怀孕时母体雌激素、黄体酮通过胎盘进入胎儿体内，出生后宝宝阴道黏液及角化上皮脱落，成为"白带"。宝宝的这种"白带"一般不需要特殊处理，只要擦去分泌物就可以了。这种"白带"持续几天后会自行消失。如果长时间不消失，或"白带"性质有改变，应及时到医院检查，排除患有阴道炎的可能。

💗 不要过度清洁男宝宝的生殖器

当男宝宝出生时，爸爸妈妈就应意识到，培养宝宝养成良好的生殖器卫生习惯是非常重要的。

在每次洗澡的时候，爸爸妈妈只要轻轻地把阴茎外边洗一下，就能清除它上面的污垢。如果想给宝宝洗得更干净，可以把包皮轻轻地向后拉，直至感到有阻力的时候为止，然后把包皮里面的污垢洗掉，并且冲洗干净。注意千万不要把包皮强行向后拉，因为这样可能导致感染。

Q&A

Q 我的宝宝做了包皮环切术，在护理时需要注意什么？

A 如果宝宝做了包皮环切术，伤口大约需要1周才能愈合。在伤口尚未愈合之前，要经常给宝宝换尿布，这样可以减少因大小便导致的感染。在此期间，父母要按照医嘱护理好宝宝的阴茎，要学会如何使用绷带，如何清洗擦干，如何使用护肤水或者护肤油等。等到宝宝的伤口愈合以后，就可以像正常宝宝那样洗澡了。

💗 宝宝小便的特性

新生儿出生不久便开始排尿，但也有出生后36小时左右才开始排尿的。出生后头几天，因吃得少，每天排尿仅四五次；1周以后，因为宝宝新陈代谢旺盛，进水量较多而膀胱容量小，排尿突然增至20~25次；1岁时每日排尿15~16

次；一般1岁半左右的宝宝可以自己控制排尿，排尿时间间隔也逐渐延长。宝宝的尿量个体差异较大，新生儿出生后48小时正常尿量一般每小时为1～3毫升，每小时小于1.0毫升为少尿，每小时小于0.5毫升为无尿。

宝宝大便的特性

宝宝的大便主要有以下几种：

✳ 胎便

胎便的主要成分是水，大约占72%，由新生儿肠道脱落的上皮细胞、胆汁、浓缩的消化液及吞入的羊水组成。出生后几小时（一般为10小时）内首次排出的胎便，呈墨绿色，有点发亮，无臭味，进食后2～3日内逐渐过渡为正常粪便。

✳ 母乳喂养儿粪便

以母乳喂养的新生儿，粪便呈金黄色，多为均匀糊状，偶有细小乳凝块，有酸味，每日2～3次。即使每天大便达到3～5次，但只要不含太多的水分，呈糊状，也可视为正常。

✳ 人工喂养儿粪便

以牛奶（包括奶粉）、羊奶喂养的新生儿，粪便呈淡黄色，大多成形，含乳凝块较多，为碱性或中性，量多、较臭，每日1～2次。

✳ 混合喂养儿粪便

以母乳加牛乳喂养的新生儿，粪便与喂牛乳的新生儿相似，但较黄、软，每日1次。

如果新生儿每日大便次数超过6～7次，而且有奶瓣及黏液，或水分增多，父母应配合医生寻找原因，予以治疗。

不同状态的大便传达不同的信息

如果大便臭味很重，这表示宝宝对蛋白质消化不好。

如果大便中有奶瓣，则是由于未消化完全的脂肪与钙或镁化合而成的。

如果发现粪便呈灰色、质硬、有臭味，多表示牛奶过多，糖分过少，需改变奶和糖的比例。

人工喂养的宝宝，如果发现粪便呈深绿色黏液状，即表示奶量不足，宝宝处于半饥饿状态，需加喂牛奶、代乳品。

当大便中出现黏液、脓血，大便的次数增多，大便稀薄如水，说明宝宝可能吃了不洁或变质的食物，有可能患了肠炎、痢疾等肠道疾病，需要及时去医院进行诊疗。

不要给宝宝擦"马牙"

宝宝出生3～5天后，口腔内牙床上或上腭两旁有像粟米或米粒大小的球状白色颗粒，数目不一，看起来像刚刚萌出的牙齿，有的就像小马驹口中的小牙齿，所以人们把这种白色颗粒俗称为"马牙"。在我国民间有一种错误的做法，那就是认为"马牙"要用干净的布蹭掉才行。其实，这种民间传统的育儿习俗有害无益。

这种在宝宝出生后，有时出现在其口腔硬腭上的一些白色小珠，医学上称为"上皮珠"。上皮珠是细胞脱落不完全所致，对宝宝并没有任何影响，它往往会由于进食、吸吮的摩擦而自行脱落。由于宝宝口腔黏膜非常娇嫩，无论是用针挑刺或用粗布擦洗，都很容易损伤口腔黏膜，造成感染，严重时甚至可引起全身感染，引发新生儿败血症。所以，俗称的"马牙"不必特意处理，几天后就会自行消失。

为什么不能给宝宝挤乳头

新生儿在出生后的几天内可能出现乳房肿大，甚至分泌出少许乳汁样液体，所以在民间有一种"挤乳头"的育儿习俗，即挤压新生儿的乳头。特别是女宝宝，认为不挤压乳头，以后就不能给后代喂奶，其实这是没有科学根据的。

不论男宝宝还是女宝宝，出生3～5天后，都会出现乳腺肿胀的生理现象。用手会摸到蚕豆大或山楂大小的硬结，轻轻挤压可有乳汁。这是由于受母体雌激素影响的结果，一般2～3周可自然消退。此时，千万不要挤压，以免不慎把乳头

第八章

191

挤破，会带进细菌使乳腺红肿、发炎，严重的甚至可能引起败血症。如果是女宝宝，挤压可能造成乳腺发炎，使部分乳腺管堵塞或形成瘢痕，宝宝成年后，还会影响到泌乳。新生儿乳头凹陷亦不需要处理。

宝宝惊跳是正常反应

宝宝在入睡或清醒时，在听到响声后肢体会快速地抖动几下，出现"惊跳"现象，这属于正常的生理现象。

因为刚出生的宝宝大脑皮质功能发育还不完善，神经纤维周围的绝缘组织即神经髓鞘还没有形成，外界响声从听神经传入大脑神经中枢时，神经冲动可同时波及大脑控制四肢肌肉的神经纤维，引起四肢肌肉的抖动。这种现象随着宝宝长大会逐渐减少、消失。其实妈妈轻轻碰碰宝宝任何一个部位，宝宝的反应几乎都是一样的，四肢伸开，并很快向躯体屈曲。

惊跳与抽筋的区别

有些父母认为出现惊跳现象是因为抽筋或缺钙，事实并非如此。因为当宝宝肢体抖动时，如果轻轻压住肢体，可以使肢体停止活动，而抽筋时轻轻按压却不能停止肢体抖动。

不要给宝宝睡头形

民间育儿还有一个习惯做法是让新生儿睡硬枕头，比如，豌豆枕头、绿豆枕头等，认为这样能够睡出好头形，这是没有科学依据的。

新生儿颅骨容易变形，主要是由于骨缝尚未闭合，受到挤压时，会出现骨缝重叠或分离，使头形发生变化。宝宝的头在出生1个月左右的时间，生长速度比人生的任何时期都快，头围可扩大3厘米。头骨的急剧生长，不一定会左右对称。左右不同，并不是因为外界压迫，而是因为内部的力量所致。妈妈对宝宝头部的形状不必太费心思，每一个宝宝头部都会有些偏斜，即使是相当偏斜的头在过周岁生日时也会变得不那么明显了。

再者，宝宝大部分时间都是躺着，枕头会长时间伴随着宝宝，枕头过硬，会使宝宝头皮血管受压，导致头皮血液循环不畅。而且宝宝喜欢不断地转动头部，如果枕头过硬，就会把头发蹭掉，出现"枕秃"。

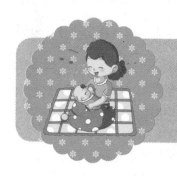

新生儿常见疾病和预防

❤ 新生儿急疹的主要症状

体温过高或过低，一般用肛门表测量，如体温超过38℃或低于36℃时应视为异常。

不哭、不吃或少哭、哭声低弱以及哭时面色青紫或苍白。

排便异常，包括腹泻、便秘（3天不解大便）、少尿或无尿，以及排血便等。

频繁地溢奶或发生吐奶现象。

呼吸过深、过促，面色发灰，口吐白沫或咳嗽。

口腔中出现白色片状物，伴有宝宝吃奶困难。

发生抽搐。如新生儿出现憋气、四肢抖动、口角抽动或阵发性眨眼、全身强直等情况。

臀部皮肤发红、起疹或出现脱皮现象。

❤ 新生儿长皮疹了怎么办

新生儿皮疹是很普通的现象，通常都会不治自愈。3～6周的宝宝经常会长皮疹，基本上都会在几天或者几周内无须治疗慢慢消失或者自己好转。出油区会长出很多皮疹，如鼻子周围、嘴部或者头皮附近。主要症状：黑头皮疹（丘疹中间是深色）和白头皮疹（丘疹中间是白色）。

在处理宝宝的患处皮肤时，父母需要用软的湿毛巾轻柔地清洗，然后蘸干患处水分，保持干燥。堵塞住毛孔的皮疹会自己破掉，一般不需要做任何处理就

第八章

能自己愈合。如果宝宝的疹子看起来很干燥、发红、发炎，或者渗出液体，可能已经感染，就需要马上去看医生。

新生儿腹泻怎么办

腹泻的原因多种多样，有可能是由于细菌引起，也可能是肠道寄生虫、饮食变化、抗生素反应、牛奶过敏或者病毒引起。轮状病毒是最常见的一种引起1岁以下婴幼儿腹泻的病毒，多发作在冬季，特点是宝宝的大便恶臭。母乳喂养的宝宝头几个月腹泻时每天会排便12次以上。腹泻一般还会伴随感冒、嗓子疼或者胃肠道感染。如果在腹泻的同时，宝宝还一直呕吐，就要注意会有脱水的危险。

腹泻的主要症状：宝宝的大便次数频繁，排出黄色、浅褐色或者绿色水样便。

如果宝宝的腹泻属于轻度腹泻，即一天排出水样便6～8次，可以继续保持原有的正常饮食。

如果是稍微严重一些的腹泻，可以停止喂食配方奶和辅食，时间不超过24小时。但是停止喂食的过程中，还是要不断地、少量给宝宝补充一些母乳或者其他电解质口服液等干净的液体，这样可以减轻肠胃饥饿的感觉，也能防止宝宝脱水。注意不要给宝宝补充很甜的饮料和煮熟的牛奶，不要强迫宝宝喝水，禁食不要超过24小时。24小时之后，可以开始喂一些母乳、奶粉或米汤之类的食物。第三天之后，基本可以恢复原来的饮食。

爸爸妈妈不要自行购买治疗腹泻的药品擅自服用，那样做有可能导致腹泻更加严重。

如果宝宝出现以下这些症状：一两个小时就大便一次的情况持续超过12个小时；已经高烧至39℃或者以上超过1天；排出的大便带血；呈现脱水的症状；看起来表现出哪个部位很痛的样子；轻度腹泻超过两周；拒绝吃喝，爸爸妈妈要尽快带宝宝去医院就诊。

新生儿长湿疹怎么办

湿疹是一种遗传性的皮肤病，通常表现为宝宝的皮肤表面长有丘疹或红斑，皮肤干燥呈鳞状，伴有剧烈瘙痒，有时候皮肤看起来是凹凸不平和潮湿的。

湿疹病因至今尚不明确。过于频繁地洗澡、过敏反应或者燥热都容易引发湿疹。患湿疹的宝宝有对更多品种的食物过敏的风险。在适当使用保湿霜之后，湿疹通常就会消退。婴儿湿疹一般都发生在脸部，手肘的弯曲部位和膝盖的后面。接触到刺激物或者过敏原部位有可能引发湿疹。

湿疹的主要症状：出现粉色或者红色疹子；剧烈瘙痒；抓挠之后，疹子会渗出湿润液体，渗液干燥的时候会刺激得患处更加刺痒。

爸爸妈妈在每次给宝宝洗完澡后都应该立刻用无香味的润肤露给宝宝涂抹全身，保持皮肤湿润。可在医生指导下用氢化可的松软膏或者其他外用药给宝宝涂抹患处，以减轻宝宝难忍的瘙痒。给宝宝使用多脂性香皂，患湿疹时尽量减少洗澡的频率和缩短洗澡时间。把宝宝的指甲随时剪短，以避免宝宝抓挠湿疹刺激患处。使用冷雾加湿器或者喷雾器保持室内空气湿润，并且要经常清洗以保证机器内部清洁。如果宝宝是由于吃某种食物引起的湿疹，就避免再次食用那种食物。不要给宝宝直接穿着羊毛质地或者其他含有刺激性纤维成分的衣物。如果湿疹确实很严重，医生会开出口服止痒的药物。

新生儿耳部感染了怎么办

宝宝感冒之后，炎症会向咽鼓管蔓延，导致咽鼓管肿胀，纤毛运动发生障碍，致病菌乘虚侵入中耳，引起耳朵发炎，婴儿尤其如此。耳部积液使得耳朵很痛，而且有时会造成暂时性耳聋。

耳部感染多发在冬季和早春时节。如果宝宝仰卧位吃奶，奶液有可能经咽鼓管呛入中耳引发中耳炎。

耳部感染的主要症状：宝宝会打寒战和发烧；鼻腔充血、流鼻涕不止；耳朵有分泌物渗出；哭闹不止；烦躁得无法入睡；显出听力丧失的迹象；摩擦或者用力拉扯自己的耳朵；吃奶的时候也忍不住要啼哭；眼睛里有分泌物，甚至从眼睛里流出分泌物来。

如果宝宝发烧时体温超过38.5℃；摩擦或者拉扯自己的耳朵或有其他症状（可能有的宝宝平时本来就有拉扯耳朵的习惯，那就要观察看看是否有别的症状）；平衡能力明显出现问题，或者出现了失聪的迹象；耳朵有黄色或者红色的

第八章

渗出液体，这些都意味着宝宝的耳朵鼓膜破裂，需要尽快到医院就诊。

爸爸妈妈要密切关注宝宝发烧时的体温，把宝宝患病的那侧耳朵挨着电热垫，或者把热水袋放在宝宝的耳边，以减轻疼痛。如果检查确诊是由于细菌感染，医生会开一些处方药，如抗生素，用来清洗感染部位，但一定要谨遵医嘱按时按量用药。

在咨询过医生之后，可以给宝宝使用婴儿专用药剂来解热止痛。可以使用医生开的滴耳液来帮助宝宝止痛或者排出耳内积液，确保滴耳液是逐滴进入耳道的。用温水充填热水袋，让患部靠在包裹着毛巾的热水袋上，让头部疼痛的那一侧朝下，以便让耳朵的渗出液排出来；往外向下和向后拉扯耳垂，也能够帮助耳内积液排出。在耳朵感染消除了之后，请医生仔细为宝宝做全面的检查，彻底排除发生耳朵感染的可能。

♥ 新生儿发生肠绞痛怎么办

少数宝宝在2周到3个月时有过腹痛，所以不必过分担心。宝宝发作的时候可能会莫名其妙地大哭大闹好几个小时，让父母烦恼不已。还有证据显示，如果哺乳期的妈妈进食了刺激性食物，宝宝就有可能发生肠绞痛。喝牛奶配方奶的宝宝比喝别的配方奶的宝宝得肠绞痛的可能性小。

肠绞痛的主要症状：好几个小时连续哭闹，显得饿了，但是吃到半截就又开始哭闹；蜷缩着把腿靠近身体，紧握着小拳头；常常觉得腹胀。

治疗肠绞痛没有特别奏效的办法，只能尽量尝试各种方法安抚宝宝，有可能怎么也不能让他安静下来，所以尝试过程中要保持耐心。如用襁褓包好宝宝，抱着他来回走动，轻轻摇晃帮助宝宝入睡；把宝宝放到汽车座椅或者安全提篮里，带他出去转转；给他试试安抚奶嘴，或者用噪声转移他的注意力：吸尘器、吹风机或者洗衣机、干衣机的轻微噪声对有的婴儿具有安抚作用；把他面朝下放在爸爸妈妈的腿上，按摩他的背部；不时帮助宝宝拍嗝；用温的热水袋热敷他的肚子；不要过多逗弄和移动宝宝。

肠绞痛只是暂时的状况，随着宝宝长大，大概在3个月左右的时候这种情况就会自行消失。

新生儿长了鹅口疮怎么办

鹅口疮是一种由酵母菌引起的口腔和舌头部位常见的感染。

鹅口疮的主要症状：口腔双颊内侧、嘴唇内部还有舌头面上出现白斑，看起来有点像是附着在口腔里的奶迹，但是擦拭白斑的时候却发现无法去除。

如果医生为宝宝开了外用处方药，就用它直接擦拭鹅口疮。

如果宝宝患了鹅口疮，可以在医生的指导下用制霉菌素研成末与鱼肝油滴剂调匀，涂抹在创面上，每个小时用药一次。母乳喂养的妈妈每次喂奶前应先洗净，清洁乳头。如果是用奶粉喂养宝宝，就要重视宝宝奶瓶等餐具的消毒工作。

宝宝屁股红了怎么办

尿布疹是宝宝常见的皮肤病。无论是市场出售的纸尿裤，还是家庭使用的传统尿布，只要使用不当，质量不合格，或是护理不当，都有可能导致发生尿布疹。再加上宝宝皮肤薄嫩，每天大小便次数多，就更容易引发尿布疹。

尿布疹常发现于宝宝肛门周围、臀部、大腿内侧及外生殖器，甚至可蔓延到会阴及大腿外侧。尿布疹初期，宝宝的患病部位发红，继而出现红点，直至鲜红色红斑，会阴部红肿，慢慢融合成片。严重时会出现丘疹、水疱甚至糜烂，如果合并细菌感染则会产生脓疱。

预防宝宝尿布疹要做到以下几点：

要选用质地柔软、吸水性强、透气性好、纯白色或浅色纯棉针织料的尿布。使用布尿布时，一定要漂洗干净，最好用弱碱性肥皂洗涤，然后用热水清洗干净。保持尿布垫的干燥，尿布和尿布垫应经常进行消毒，在日光下曝晒。

要及时更换被大小便浸湿的尿布，以免尿液长时间刺激宝宝的皮肤。

不要在宝宝尿布下加用橡胶布、油布或塑料布，以免使宝宝臀部长期处于湿热状态。

宝宝咳嗽了怎么办

咳嗽是由于呼吸系统的感染和刺激形成的保护性反射，表现为强烈吸气，震动声带发生的反应。

很多情况都会引起宝宝咳嗽，包括上呼吸道受到病毒或者细菌感染、哮喘、过敏或者呼吸道受阻。咳嗽有助于清除呼吸道里的分泌物和异物。

爸爸妈妈要尽快鉴别出宝宝咳嗽的起因，如果感觉宝宝有点发热，就每隔4～6个小时给宝宝测量一次体温。注意观察宝宝咳嗽的程度是否夜间有所加重、日间有所加重，或者日夜都变得严重了。

芝宝贝提醒

如果宝宝持续咳嗽；呼吸很急促，显得比较困难或者气喘；发热的情况一直不见好转；咳嗽的情形已经持续了一周以上，或者宝宝吞咽下异物，就要带宝宝去医院。

咳嗽的治疗处理要视其类型而定，但是可以给宝宝多喂水，以缓解喉咙的不适，喝水还可以稀释痰液，让嗓子里的痰容易咳出来。冷雾加湿器可以减轻小儿急性喉炎和支气管炎对宝宝呼吸道造成的刺激，但是要记得每天清洁加湿器。一般来说，只有在咳嗽已经严重影响宝宝入睡或者导致宝宝疲倦的时候，才用药止咳。止咳药需要遵守医嘱，不能自己乱用；祛痰剂、减轻黏膜充血剂、抗组胺、止咳药都有各自不同的药效，也同样有各自的不良反应。为了帮助宝宝排出痰液，可以垫高宝宝的枕头、给他多垫个枕头或者折好的毯子或毛巾等。

奶痂是病吗

奶痂是指宝宝皮肤或者头皮上特有的一层油腻的黄色干痂硬壳，又称为摇篮帽、脂溢性皮炎。

奶痂绝大多数情况下是新生儿期出现的现象。奶痂通常都在头皮上，但是也有可能在油脂分泌的腺体附近出现，比如，前额、眉毛、耳朵后面或者腹股沟。奶痂有时候会反复脱落、生长，不过一般情况下满月之后就基本自然消退了。奶痂对宝宝没有什么伤害，而且会自行消失。

父母每天都应该用温水、婴儿香皂和柔软的毛巾给宝宝清洗患处。为了尽快让奶痂消退，可以用婴儿洗发露清洗宝宝的头发和头皮，或用梳齿细密的梳子或者软毛刷帮助宝宝去除头皮上的奶痂。长得很坚硬的奶痂需要涂抹婴儿润肤油，再用温热毛巾捂盖15分钟左右，让它变软之后用婴儿洗发露清洗，用梳子或者刷子梳掉软化的奶痂，然后再用清水清洗头皮。要是这些方法都没有效果，就要找医生开些医用洗发水，或者使用可的松软膏或者霜剂。

新生儿为什么会夜哭

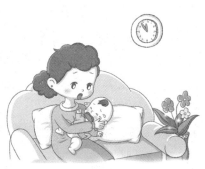

中医认为，宝宝的夜哭除因夜间饥饿或尿布潮湿等因素外，很可能与宝宝虚寒、蕴热或惊恐等原因有关。

一种是虚寒，就是因新生儿身体虚弱，受寒后引起的病变。具体地说，是由于妈妈在怀孕期间身体虚弱，使胎儿得不到充分的营养而禀赋不足，宝宝出生后容易受寒而影响到脾脏的功能，夜间体内阴阳不调，阳盛而引起的腹痛，宝宝因疼痛而醒来哭吵。典型症状表现是：患儿常会夜间哭泣，其哭声偏于细微，睡眠姿势以俯卧蜷曲位为多，伴随身体消瘦，无精打采，手脚发冷，面色青白，食欲不振，排出水样粪便，其指纹淡红，舌质淡，苔薄白，时有腹痛但喜欢按摩，头发稀疏干枯等。

另一种是蕴热，是指宝宝出生后因受热过度，致使神经系统兴奋性较高，因而容易烦躁不安，所以夜间哭声不断。症状表现为：面赤唇红，眼半睁着，手心、脚心有热感，多烦躁不安，夜哭有力，小便短赤，指纹紫，舌尖红，苔微黄。若发现宝宝有上述症状表现时，应及时寻医问诊。

还有一种就是惊恐，这是因为宝宝出生后受到惊吓，使心神的安宁和平衡受到干扰，所以夜晚稍有异常声响就会导致宝宝惊恐害怕，并且啼哭不止。此种症状

芝宝贝提醒

无论是什么类型的新生儿夜哭，只要爸爸妈妈能仔细观察，并积极做好防治措施，令人头痛的宝宝夜哭问题也是可以预防的。

通常表现为：患儿常于睡眠中猝然啼哭，哭声悲惨而紧张，多呈恐惧状；喜欢依偎在人怀中，若抱时则可保持安静；嘴唇与面色均乍青乍白；一般无其他明显症状。这种患儿宜用中药治疗以安神定惊。

新生儿溶血病

新生儿溶血病是指母子血型不合，母亲血型抗体与胎儿红细胞（抗原）发生同族免疫反应，导致红细胞溶解破坏的一种溶血性疾病。我国以ABO血型不合性溶血病最多见，Rh血型不合性溶血病较少见。

新生儿溶血病的临床表现轻重不一，轻型溶血多见于ABO溶血病，出生后数天内出现轻微黄疸，近似生理性黄疸，无贫血或轻度贫血。重型溶血主要见于Rh溶血病，除重度黄疸外，新生儿多有全身苍白浮肿、肝脾肿大、重度贫血、胸水、腹水、呼吸窘迫、精神反应差、不吃奶等危重症候，如不及时治疗，常会在出生后不久死亡，有的则死于宫内。

轻症溶血病可用蓝光照射，口服利湿退黄的中药，静点人血白蛋白。重症溶血病需及时换血，静点丙种球蛋白等。在蓝光箱内照射治疗时，要给新生儿戴上遮光眼罩以保护眼睛；箱内温度高于室温，要注意及时喂水。

避免不必要的输血可减少本病的发生率。

新生儿出血症

新生儿出血症是由于维生素K依赖因子显著缺乏而引起的一种自限性出血性疾病，按发病时间可分为三种，即早发型、经典型和晚发型。

早发型于出生后24小时内发生出血，轻重不一，有的仅脐部少量渗血，重者胃肠道出血甚至颅内出血。

经典型临床最多见，多在出生后2～6天发病，早产儿可晚至2周。表现为脐部残端渗血、皮肤出血、胃肠道出血或针刺处渗血、颅内出血，多见于早产儿。

晚发型常在出生后1个月发病，患儿发育良好，突然起病，以颅内出血多见。凝血时间延长是确诊的主要方法。本病的预后一般良好，但出血过多，治疗不及时可致死，颅内出血预后差。

一旦出现脐部出血，局部可用云南白药或凝血酶止血，也可带患儿去医院诊治。有消化道出血表现者，应短暂禁食，待出血控制后及早喂奶。贫血明显者，可输新鲜全血。有颅内出血表现者，应避免不必要的搬动以减少刺激。病室保持安静，接触新生儿之前注意手部消毒以避免交叉感染。监测新生儿各项生命体征，如神志、呼吸、心率等。

在预防方面要特别注意，新生儿出生时需常规肌注维生素K，预防用药。哺乳的妈妈应多吃富含维生素K的食物，如猪肝、菠菜、卷心菜等。

新生儿败血症

新生儿败血症是指新生儿期致病菌进入血液循环，生长繁殖并产生毒素所造成的全身感染性疾病，有时在体内产生迁移病灶。此病是新生儿期很常见的疾病，发病率占活产婴儿的1%～10%，早产儿发病率更高。

其早期症状多不典型，如精神不振、烦躁不安、拒奶、发热等，早产儿可有体温不升、拒奶、不哭、面色苍白、体重不增等表现。继之出现口周发青、呼吸增快、腹胀、黄疸、肝脾肿大、皮肤发花、出现淤点、淤斑等感染中毒表现。本病最易合并化脓性脑膜炎，其次可合并肺炎、肺脓肿、骨髓炎等。

新生儿免疫功能不成熟是败血症发生的内在因素，致病菌感染是败血症发生的外在因素。致病菌以凝固酶阴性葡萄球菌、肺炎链球菌、溶血性链球菌、大肠杆菌、金黄色葡萄球菌为多见。感染途径分三种：宫内感染：主要由于母亲患感染性疾病经胎盘传给胎儿，或羊膜早破、羊水污染所致。产时感染：主要因为胎儿娩出时吸入或吞咽了产道中被污染的羊水所致。产后感染：出生后因脐部、皮肤、黏膜、呼吸道、消化道和泌尿道感染而发展成败血症。

对患有败血症的新生儿，要保持其皮肤清洁，同时采取医疗措施。还要及时清除呼吸道分泌物，保持呼吸道通畅。若呛奶较重，可改喂糕奶，必要时可用鼻饲法。监测各项生命体征，如精神状态、体温、呼吸、脉搏等。

新生儿的房间应整洁卫生，通风良好，日照充足，周围环境保持安静。接触新生儿之前要注意洗手，感染患者一定不要接触新生儿。新生儿的各种物品，如奶瓶、奶嘴、尿布、被单等要注意消毒，选用婴儿专用护肤品。

新生儿败血症本身是一种全身感染性疾病，有时感染灶并不明显。若新生儿出现精神委靡、体温升高或下降、拒奶、黄疸退后复现、呕吐、腹胀、皮肤淤点、肝脾肿大等症状时，要警惕本病的可能。

❤ 国家规定的计划免疫

当前预防接种的疫苗很多，"百白破"三联疫苗及麻风疫苗，还有乙肝、脊灰、乙脑、流脑、麻风腮等疫苗为国家规定的计划内预防接种疫苗，是政府出资免费为儿童接种的，不收取任何费用。

❤ 季节性免疫

像乙脑灭活疫苗和流脑多糖疫苗在这两种疾病流行的地方也被扩大列入计划免疫范围内，通常在疾病流行前2～3个月接种，属于季节性接种疫苗。现可在全国免费进行这类免疫接种。

❤ 卡介苗的接种

卡介苗的接种，可以增强宝宝对结核病的抵抗力，预防肺结核和结核性脑膜炎的发生。目前我国采用活性减毒疫苗为新生儿接种，出生后24小时内接种第一针。接种后的宝宝对初期症状的预防效果可达80%～85%，可以维持10年左右的免疫力。

如果宝宝患有高烧、严重急性症状及免疫不全，出生时伴有严重先天性疾病、低体重、严重湿疹、可疑的结核病时，则不应接种。接种后10～14天在接种部位有红色小结痂，小结痂会逐渐变大，伴有痛痒感；4～6周变成脓包或溃烂，不要挤压和包扎。溃疡会在2～3个月自动愈合，有时伴有同侧腋窝淋巴结肿大。如果接种部位发生严重感染，就需及时请医生检查和处理。

💗 注射乙肝疫苗

乙肝在我国的发病率很高，慢性活动性乙型肝炎还是造成肝癌、肝硬化的主要原因。如果怀孕时妈妈患有高传染性乙型肝炎病，那么宝宝出生后的患病可能性达到90%。目前我国采用安全的第二代基因工程疫苗，为每一个新生儿做常规接种。出生后24小时内注射第一针，满月后注射第二针，满6个月时注射第三针。

如果新生儿是先天畸形或严重内脏机能障碍者，出现窒息、呼吸困难、严重黄疸、昏迷等严重病情时，不可接种。早产儿在出生1个月后方可注射。接种后局部会发生肿块、疼痛；少数患儿伴有轻度发烧、不安、食欲减退，这些症状大都可在2～3天内自动消失。

💗 给新生儿喂药的方法

由于新生儿味觉尚未成熟，对味道不太敏感，此时可把药研成细粉溶于温水中。如病情较重可用滴管或塑料软管吸满药液，将管口放在患儿口腔颊黏膜和牙床间慢慢滴入，并按吞咽的速度进行，第一管药服后再滴第二管。如果发生呛咳，应立即停止滴灌，并抱起患儿轻轻拍其后背，严防药液呛入气管。

病情较轻者，可使用乳胶奶头，让患儿自己吮吸也可将药服下，但要把沾在奶瓶上的药加少许开水涮净服用，否则无法保证足够的药量。也可将溶好的药液用小勺直接喂进宝宝嘴里，喂药时最好将他的头偏向一侧，把小勺紧贴宝宝嘴角慢慢灌入。

喂汤剂中药时煎得的药量要少些，以半茶盅为宜。一日分3～6次喂完，加糖调匀变温后倒入奶瓶喂食。

新生儿服药时应注意不可将药和乳汁混在一起喂，因为两者混合后可能出现凝结现象或者降低药物的治疗作用，甚至影响新生儿的食欲。

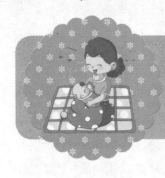

新生儿早期教育和训练

❤ 早期教育最佳期

宝宝在不同年龄，存在着接受某种教育的最佳时期，也叫关键期，这时可以说是宝宝发展某种能力的最佳时期。据研究显示，在关键时期实施某种教育，可以收到事半功倍的效果，如果错过了这个年龄阶段，再进行这种教育，效果就差多了。

从出生至2个月是视、听、味、嗅、触等感觉训练的最佳期。感觉刺激是开发婴儿潜能的最佳途径。婴幼儿学习主要是通过感觉器官，包括视、听、嗅、味、触五种感觉。积极地利用各种感觉发育的敏感期进行感觉刺激，是开发婴儿潜能的最佳途径。

❤ 在早期发现宝宝智力落后的方法

早期发现智力落后儿，关键是要了解其早期表现。

宝宝智力落后的主要表现是：喂奶困难，出生后不会吸吮，无进食要求或吐奶；哭声高尖，声音发僵；哭闹无力，似猫叫，或反复多次刺激后才有哭声；整天昏昏欲睡，对周围事物不注意，眼发直；对声音无反应；出生后各方面发育都迟缓，出生后6个月仍不会微笑等。

如果是早产儿，产前、产时曾有窒息或产伤的新生儿，有严重肢体、躯体畸形的宝宝，一旦出现上述表现，应及时请医生检查，并在医生指导下，及早进行早期教育和训练。

早期发现轻度智力落后的儿童，并在其脑发育期（3岁以下，尤其是头6个月）进行早期教育、早期训练，可以使其智力得到最大限度的发展，处理得当，是有可能赶上正常儿的智力水平的。

关注新生儿的微笑

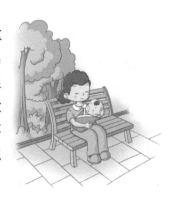

当你看着宝宝时，他有时会露出微笑的表情。这是舒适的环境、柔和的阳光、轻声悦耳的音乐诱发出的表情。这种反应主要集中在嘴部，而不是表现在眼部。因此，严格地讲，不属于真正的微笑。这一类微笑都属于反射性的，是受面部表情肌的牵动，还说不上是心理活动，更谈不上情感交流，可称之为无意识的笑。

不要漠视新生儿的哭声

哭声是宝宝表达需要的语言，无论新生儿饿了、渴了、不舒服了，都是用哭声来表达。一些家长担心宝宝一哭就哄逗，将来会被惯坏了，所以故意不理会。其实，这种做法是相当错误的。

宝宝出生后，离开了母体来到世上，对未知世界是非常陌生的，哭声也是他探索世界的开始。当他哭泣时，如果得到了积极的回应，就会增加探索的兴趣和信心；如果哭声没有回应，久而久之他就不会再哭了，而是自己跟自己玩。这样，父母感觉孩子是"懂事"了，而事实上宝宝探索的兴趣泯灭了，其未来性格中冷漠、孤僻、自闭的成分加大了。

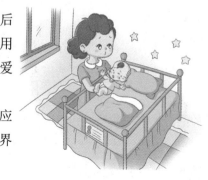

宝宝性格的形成也是从听懂大人的话以后开始的，而且是受大人性格影响的。只要父母用心灵之爱去跟宝宝打交道，宝宝也会用同样的爱去回报父母。

所以，父母千万不要忽视宝宝的哭声，应该积极地回应他、爱抚他，让宝宝建立起对世界和亲人的信任，增强探索的兴趣。

新生儿也有情绪

交流是真情的自然流露，对爸爸妈妈和宝宝都是一种心灵的需要。宝宝出生后，随着大脑的迅速发育以及与外界的广泛接触，不仅身体在长大，精神活动也开始萌芽。宝宝的行为和感情的发育发展需要爸爸妈妈的关怀和诱导，所以爸爸妈妈要用心养育自己的宝宝，用自己的爱心、耐心与宝宝进行情感交流。

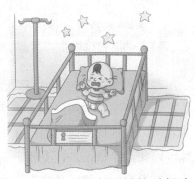

爸爸妈妈从宝宝一出生就会发现他的一些特点，比如，宝宝饥饿的时候吃奶迫不及待，爸爸妈妈稍稍慢一点，他就会急哭，或者发出叫声；宝宝睡醒以后，自己玩了会儿，如果爸爸妈妈没有出现，他就会发出"咿咿呀呀"的叫声，好像在招呼大人，又像在发脾气。随着宝宝日渐长大，他的表现方式也逐步有了变化：当大人让宝宝坐在膝上，宝宝不愿意时，就会把身子扭来扭去，还会把肚子挺起来，嘴里"嗯、嗯"地叫。宝宝的这些行为已经显露出宝宝早期的情绪。

> ### 经常拥抱宝宝
>
> 爸爸妈妈应该经常拥抱、抚摸宝宝，尽量使宝宝的肌肤和爸爸妈妈贴得近些，也可以有意地抚摸宝宝的四肢。最重要的是，在进行这些活动时，应当把自己爱的情感投入其中，与宝宝的目光对视，给他讲悄悄话，让他感受到爸爸妈妈的关爱，感受到爸爸妈妈愉快的情绪。

让宝宝和妈妈形成依恋关系

新生儿在出生后最初几天几乎都处于睡眠状态，因此，应该在他醒着的时候陪伴着他。有关研究结果表明：妈妈和宝宝的身体接触、妈妈的声音和身体的气味在他来到世间头几天里是十分重要的。在这段时间里如果宝宝和妈妈形成一种依恋关系，并且得到积极鼓励，那么这种关系会稳定下来。

从头几天开始，妈妈就应该尽可能和宝宝多接触。所谓接触，是指身体的接触，比如，温柔地抚触宝宝，这是一种爱的交流。哺乳时，尽量与宝宝肌肤相亲，使宝宝感受到妈妈的怀抱是他最安全的场所。他会满足于这种依恋，并形成早期记忆。吃母乳的宝宝，只要妈妈每次用固定的姿势抱他，他就会主动寻找乳头。

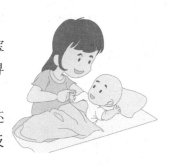

妈妈轻轻抚摸宝宝的小手，传递爱意的同时还能让宝宝感受到皮肤的触觉，有利于刺激他的抓握反射，提高宝宝的灵敏度。新生儿觉得与妈妈身体的紧密接触是十分安全的，因为母体柔软而温暖，气味熟悉。当宝宝把头靠向妈妈的身体时，他会听到过去10个月在子宫里曾经听到的熟悉的心跳声（心脏搏动）。在这种环境里，宝宝会觉得既安全又舒服。对宝宝来说，在妈妈的身体上轻轻摇动比完全静止地躺在小床垫上要自然得多，它能唤起在子宫内柔软而舒服成长的回忆。

> **宝宝喜欢妈妈的气味**
>
> 妈妈身体的气味是宝宝和妈妈最初形成的一种联系，宝宝对妈妈身体发出的气味十分敏感，并会作出天然的生物反应。

❤ 给新生儿按摩的方法

✳ 头部按摩

用双手按摩宝宝的头顶部，轻轻画圈做圆周运动，但要避开囟门。接着按摩脸的侧面，再用指尖从中心向外按摩宝宝的前额，轻轻从宝宝额部中央向两侧推，然后移向眉毛和双耳。这种按摩方式对平息性格暴躁的宝宝特别有效。

✳ 脖子、颈部和肩膀按摩

先从宝宝的颈部向下抚触，慢慢移至肩膀，由颈部向外按摩。用手指和拇指按摩宝宝的脖子，从耳朵到肩膀，从下巴到胸前。然后从宝宝的脖子向外按摩他的肩膀。

✳ 胸腹部按摩

轻轻沿着宝宝肋骨的曲线向下抚触宝宝的胸部。在宝宝的腹部用手掌轻轻画圈揉动，从肚脐向外做圆周运动，以顺时针方向逐渐向外扩大。可以两只手轮

第八章

换着连续进行按摩，但不要太用劲压。

✳ 胳膊按摩

让宝宝仰面躺着，拿起他的一只胳膊，首先从腕到肘，再从肘到肩膀。然后，从双臂向下抚触、滚揉。最后按摩宝宝的手腕、小手和手指，并用拇指和指尖抚触宝宝的每一根手指。

✳ 腿部、脚和脚趾按摩

从宝宝大腿开始向下，将闲着的手放在宝宝的肚子上，然后从大腿向脚踝方向轻轻抓捏宝宝的腿，并加入轻捏动作。轻轻摩擦宝宝的脚踝和脚，从脚跟到脚趾进行抚触，然后分别按摩每根脚趾。还可以将脚趾指给宝宝看，让他意识到脚趾是自己身体的一部分。

✳ 后背按摩

按摩后背时，要轻轻地把宝宝翻过来，用两个手掌从宝宝的腋下向臀部方向按摩，同时用拇指轻轻挤压宝宝的脊骨。因为按摩时宝宝看不到爸爸或妈妈的脸，所以应一直跟宝宝说话。

♥ 婴儿游泳的益处

婴儿游泳是根据最新的理论开展的一项针对婴儿早期保健的活动，是指出生12个月内的婴儿在专用安全措施保护下，由经过专门培训的人员操作和看护而进行的一项特定的、阶段性的人类水中早期保健活动，分为被动游泳操和自主泳动两部分。

通过以水为介质的皮肤接触及各个关节大幅度的自主活动和被动游泳操活动，可以同时温柔和自然地刺激宝宝的视觉、嗅觉、触觉，尤其是对平衡觉的刺激。

从新生儿期就让宝宝练习游泳，对宝宝特定部位皮肤、肢体、关节、骨骼进行主动和被动的活动与刺激，可间接地促进五脏六腑及各神经系统的发育，促进新生儿对食物的消化吸收，减弱应激反应，提高宝宝抗病能力。

游泳可使宝宝身心受到抚慰，引起全身（神经、内分泌、消化及免疫等系统）一系列的良性反应，从而促进宝宝身心的健康发育；促进宝宝正常睡眠节律的建立，减少不良睡眠习惯的形成，减少哭闹。另外，还能促进宝宝早期的智力发育和情商的发育。

新生儿喜欢看什么东西

新生儿虽然发育还不完全，但是从出生后就有光觉反应，出生几分钟后就能睁开眼睛看看自己的妈妈，两周以内就能分辨出自己爸爸妈妈的脸型。一般来说，新生儿对人的脸，还有色彩鲜艳的物品，尤其是视觉刺激比较明显的红色很感兴趣，而对色彩比较暗的，如灰色，几乎看不见。

爸爸妈妈可以买红、绿、蓝等颜色的玩具挂在新生儿的床头，他会长时间地凝视；不要让新生儿看太强烈的光线；可以经常近距离地逗逗新生儿，让他越发熟悉自己的爸爸妈妈。

什么是对视法

新生儿具有活跃的视觉能力，能够看到周围的东西，甚至能够记住复杂的图形，分辨不同人的脸型，喜欢看鲜艳动感的东西。

新生儿最喜欢看妈妈的脸。当妈妈注视他时，他会专注地看着妈妈的脸，眼睛变得明亮，显得异常兴奋，有时甚至会手舞足蹈。个别宝宝和妈妈眼神对视时，甚至会暂停吸吮，全神贯注凝视妈妈，这是人类最完美的情感交流，也是最基本的视觉能力训练方法。

> ### 宝宝的视觉
>
> 宝宝1个月大时，如果妈妈慢慢将手电筒往旁边移动，宝宝的视线会追随妈妈的动作，但一般要等长到3个月大以后，宝宝才能完成左右180°捕捉物体的动作。

科学训练宝宝的听觉

首先，要给宝宝一个有声的环境，如走路声、关开门声、水声、刷洗声、扫地声、说话声等家人的正常活动产生的各种声音，以及室外的车声、人声嘈杂声等。这些声音会给宝宝听觉上的刺激，促进听觉的发育。

其次，除了自然存在的声音外，爸爸妈妈还可人为地给宝宝创造一个有声

第八章

的世界，使其接受丰富的听觉刺激。如各种形状的吹塑捏响玩具、各种音乐盒、哗铃棒、摇铃、拨浪鼓、悠扬的手风琴声及各种发出声响的悬挂玩具等。在宝宝清醒时，爸爸或妈妈可在宝宝耳边轻轻摇动玩具，发出响声，引导宝宝转头寻找声源。除了用音响玩具外，父母还可以拍拍手、学小猫"喵呜"叫、学小狗"汪汪"叫等逗引宝宝，使他作出朝向声音方向的转头反应。除了用玩具训练宝宝的听觉外，平时在宝宝清醒时，妈妈要用亲切的语调和宝宝说话，逗宝宝发音，以促进宝宝听觉的发展。

让宝宝学着欣赏音乐

人的左脑是逻辑的语言脑，而右脑是感受音乐的脑组织。在宝宝学会说话之前，优美健康的音乐可为宝宝右脑的发育增加特殊的营养。最好选择优美、轻柔、明快的音乐，比如，中外古典音乐、现代轻音乐和描写儿童生活的音乐都是训练宝宝听觉能力的好教材。最好每天固定一个时间，播放一首乐曲，一次5～10分钟为宜。播放时先将音量调到最小，然后逐渐增大音量，直到比正常说话的音量稍大一点儿即可。

激发宝宝的说话兴趣

刚出生的宝宝就会对声音做出反应，但他的发音器官还不完善，只是细小的喉音，2星期左右能分辨人的声音与其他的声音。爸爸妈妈一定要抓好时机，多和宝宝说话，多给予宝宝赞扬和微笑，多激发宝宝的说话兴趣。

回应引导发音

宝宝啼哭之后，爸爸妈妈可以模仿宝宝的哭声。这时宝宝会试着再发声，通过几次回声对答，宝宝就会喜欢上这种游戏似的叫声，渐渐地，宝宝学会了叫而不是哭。这时可以把口张大一点，用"啊"来代替哭声诱导宝宝对答，循序渐进地教宝宝发音。如果宝宝无意中发出另一个元音，无论是"啊"或"哦"都应以肯定、赞扬的语气回应。

新生儿味觉训练

味觉、嗅觉和触觉是宝宝感知觉体系中必不可少的组成部分，是宝宝认识外界事物、探索世界奥秘的重要途径。因此，要重视发展宝宝的感觉功能。

虽然新生儿只能吃奶，但是酸、甜、苦、辣、咸和各种怪味都应当让他尝尝，可以用筷子蘸各种菜汤给他尝尝，这样，他的味觉就会丰富而灵敏，将来食欲好、不挑食、不偏食，对促进其认知的发展也是极有好处的。

新生儿嗅觉训练

新生儿期，宝宝能对各种气味做出不同的反应。比如，让宝宝嗅到刺激难闻的气味，他会做打喷嚏、皱眉、摆头等动作；若闻到咸味、酸味，他会表现出皱眉、闭眼、不安的神情，甚至出现恶心或呕吐的反应；当宝宝闻到妈妈身上的奶味时，会做出舔嘴的动作，脸上呈现愉快的表情。

> **宝宝的嗅觉发育很重要**
>
> 自然界和生活中的气味是很丰富的，可以让宝宝多闻一闻各种各样、无害的气味，以促进他的嗅觉发育。

新生儿触觉训练

新生儿的触觉器官最敏感，全身皮肤都有灵敏的触觉能力，有舒适、冷热、疼痛等各种感觉。新生儿最喜欢妈妈的怀抱，也喜欢接触质地柔软的物品。应用各种方法刺激宝宝的触觉，以促进宝宝心智的发展。

喂奶时可以将奶头放在宝宝口边晃动，让他主动寻找奶水，以锻炼宝宝主动探求事物的能力。喂完奶或醒来时，要抚摸宝宝的头、四肢及身体其他部位，让宝宝的手握住妈妈的食指，妈妈用手指勾拉宝宝的手掌，以训练宝宝手掌的抓握能力。

生活中，还可以有意地给宝宝提供各种不同性质的玩具，比如，黏手的橡皮泥、毛茸茸的玩具狗、光滑的金属汽车等，供宝宝触摸摆弄，让他接触冷暖、轻重、软硬等性质不同的物体，在实践中逐步发展宝宝的触觉功能。

第八章